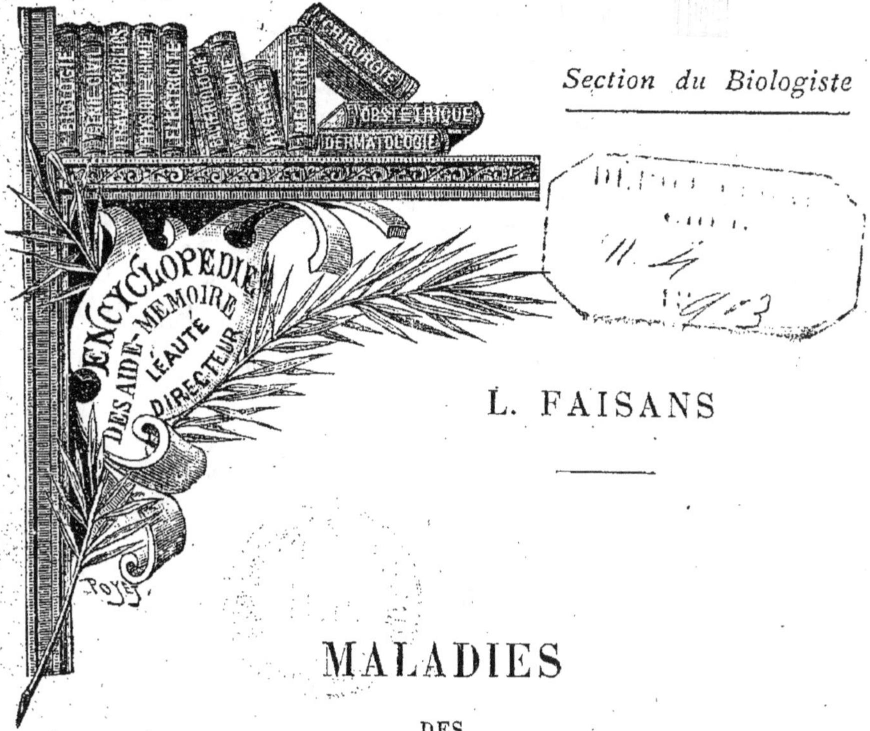

L. FAISANS

MALADIES

DES

ORGANES RESPIRATOIRES

MÉTHODES D'EXPLORATION — SIGNES PHYSIQUES

TROISIÈME ÉDITION

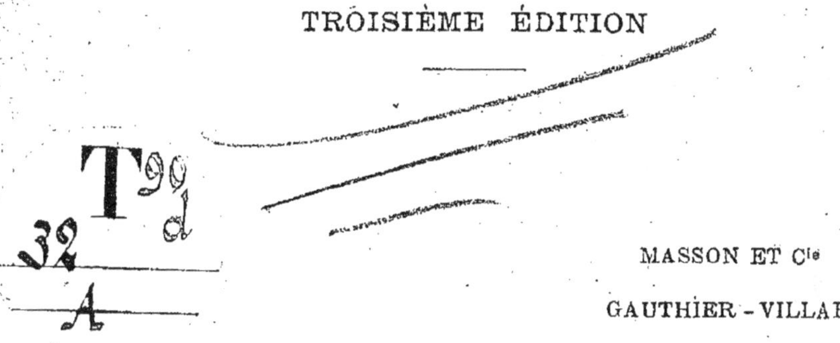

MASSON ET Cie

GAUTHIER - VILLARS

ENCYCLOPÉDIE SCIENTIFIQUE DES AIDE-MÉMOIRE

COLLABORATEURS

Section du Biologiste

MM.

Alquier (J.).
Arloing (S.).
Arsonval (d').
Artault.
Auvard.
Azoulay.
Ballet (Gilbert).
Bar.
Barré (G.).
Barthélemy.
Bauby.
Baudouin (M.).
Bazy.
Beauregard (H.).
Beille.
Bérard (L.).
Bergé.
Bergonié.
Bérillon.
Berne (G.).
Berthault.
Berthelot (M.).
Blanc (Louis).
Bodin (E.).
Bonnaire.
Bonnier (P.).
Bouilly.
Brault.
Brissaud.
Broca,
Brocq.
Brun.
Brun (H. de).
Budin.
Carrion.
Castex.
Catrin.
Cazal (du).
Cazeneuve.
Chantemesse.
Charrin.
Charvet.
Chatin (J.).
Colin (H.).
Collet (J.).
Cornevin.
Courtet.
Cozette.
Cristiani.
Critzman.
Cuénot (L.).
Dallemagne.
Dastre.
Dehérain.
Delobel.
Delorme.
Demelin.
Demmler.
Dénucé.
Desmoulins (A.).
Dubreuilh (W.).

MM.

Duval (Mathias),
Ehlers.
Enriquez.
Etard.
Fabre-Domergue.
Faisans.
Féré.
Florand.
Filhol (H.),
Foex.
François-Franck (Ch.).
Galippe.
Galliot.
Gasser.
Gautier (Armand).
Gérard-Marchant.
Gilbert.
Girard (A.-Ch.).
Giraudeau.
Girod (P.).
Gley.
Gombault.
Gouget (A.).
Grancher.
Gréhant (N.).
Hallion.
Hanot.
Hartmann (H.).
Hédon.
Henneguy.
Hénocque.
Houdaille.
Jacquet (Lucien).
Joffroy.
Kayser.
Kœhler.
Labat.
Labit.
Lalesque.
Lambling.
Lamy.
Landouzy.
Langlois (P).
Launelongue.
Lapersonne (de).
Larbalétrier.
Laulanié,
Lavarenne (de).
Laveran.
Lavergne (Dr).
Layet.
Le Dantec.
Legrain.
Legry.
Lemoine (G.).
Lermoyez.
Lesage.
Letulle.
L'Hote.
Loubié (H.).
Loverdo (J. de).

MM.

Magnan.
Malpeaux.
Manuel,
Marie (Aug.).
Martin (A.-J.).
Martin (Odilon).
Maurange (G.).
Maygrier.
Méguin (P.).
Merklen.
Meunier (Stanislas).
Meunier (Victor).
Meyer (Dr).
Monod.
Moussous.
Nocard.
Noguès.
Oberthür.
Olivier (Ad.).
Olivier (L.).
Ollier.
Orschansky.
Pactet.
Peraire.
Perrier (Edm.).
Pettit.
Peyrot.
Philippe (Cl.).
Plumandon.
Polin.
Pouchet (G.).
Pozzi.
Prillieux.
Ravaz.
Reclus.
Rénon (L.).
Retterer.
Roché (G.).
Roger (H.).
Romme.
Roux.
Roule (L.).
Ruault.
Schlœsing fils.
Séglas.
Sérieux.
Seurat.
Spillmann.
Tissier (Léon).
Thoulet (J.).
Trouessart.
Trousseau.
Vallon.
Vanverts (J.).
Vaschide (N.).
Vouzelle.
Vurpas (Cl.).
Weill Mantou (J.).
Weiss (G.).
Winter (J.).
Wurtz.

ENCYCLOPÉDIE SCIENTIFIQUE

DES

AIDE-MÉMOIRE

PUBLIÉE

SOUS LA DIRECTION DE M. LÉAUTÉ, MEMBRE DE L'INSTITUT

Ce volume est une publication de l'Encyclopédie scientifique des Aide-Mémoire ; L. ISLER, Secrétaire général, 20, boulevard de Courcelles, Paris.

N° 4 A₃

ENCYCLOPÉDIE SCIENTIFIQUE DES AIDE-MÉMOIRE

PUBLIÉE SOUS LA DIRECTION

DE M. LÉAUTÉ, MEMBRE DE L'INSTITUT.

MALADIES

DES

ORGANES RESPIRATOIRES

MÉTHODES D'EXPLORATION

SIGNES PHYSIQUES

PAR

Léon FAISANS

Médecin de l'Hôtel-Dieu

TROISIÈME ÉDITION

PARIS

GAUTHIER-VILLARS, | MASSON ET Cⁱᵉ, ÉDITEURS,
IMPRIMEUR-ÉDITEUR | LIBRAIRES DE L'ACADÉMIE DE MÉDECINE
Quai des Grands-Augustins, 55 | Boulevard Saint-Germain, 120

INTRODUCTION

Le titre de cet Aide-mémoire indique assez clairement son objet; c'est une étude de technique et de séméiologie.

Je me bornerai exclusivement à décrire les signes qui peuvent se montrer au cours des maladies des bronches, du poumon ou de la plèvre et à montrer comment ces signes, avec leurs caractères propres et en se combinant entre eux de diverses façons, peuvent conduire à préciser le siège, l'étendue et la nature des lésions.

C'est de parti pris que je laisse de côté l'examen du nez et du larynx : la séméiologie applicable aux maladies de ces organes relève plutôt des méthodes chirurgicales que des méthodes médicales proprement dites.

L'examen physique des parties intra-thoraciques de l'appareil respiratoire nécessitait jusqu'à ces dernières années la mise en œuvre de quatre méthodes d'exploration qui sont : l'inspection, la palpation, la percussion et l'auscultation. Chacune de ces méthodes nous fait connaître des signes physiques dont l'importance est variable suivant les cas; aucune d'elles prise isolément n'est suffisante pour apporter la certitude.

Il y a une locution dont on fait un abus regrettable depuis Laënnec, c'est celle de « signes pathognomoniques ». Les signes pathognomoniques sont infiniment rares, si tant est qu'il en existe ; la confiance excessive accordée à tel ou tel de ces signes, sur la foi des auteurs, est responsable de nombreuses erreurs de diagnostic qui auraient pu être évitées si, au lieu de se contenter d'un signe unique, on avait recueilli, rapproché, comparé les uns aux autres tous les signes fournis par les quatre méthodes d'examen. C'est donc un précepte sur lequel je me permets d'insister dès à présent et que je rappellerai souvent dans la suite : tout diagnostic d'affection intra-thoracique doit, pour acquérir la plus grande probabilité, s'appuyer sur les résultats comparatifs de l'inspection, de la palpation, de la percussion et de l'auscultation.

A ces quatre méthodes classiques d'examen, il est légitime aujourd'hui d'en ajouter une cinquième qui a déjà donné quelques résultats importants et de laquelle on peut attendre plus encore peut-être : nous voulons parler de l'emploi des rayons Rœntgen qui permettent de voir par transparence un certain nombre de lésions.

Cette méthode n'existait pas encore lors de notre première édition. On en trouvera la description à la fin de ce volume ; je dirai aussi quelques mots du phonendoscope bien que les applications de cet instrument au diagnostic des maladies des voies respiratoires m'aient paru être assez limitées.

Avant de pratiquer l'examen direct d'un malade, le médecin doit l'interroger chaque fois que cela est possible, et obtenir de lui les renseignements qui peuvent l'éclairer sur l'état antérieur de la santé, la durée de la maladie actuelle, la manière dont elle a commencé, les principaux phénomènes qui ont marqué son évolution ; il doit rechercher l'existence des symptômes subjectifs et se faire rendre compte des sensations perçues par le malade, s'il souffre, s'il tousse, s'il est oppressé, quels sont le genre, le siège, l'intensité de la douleur, quelle est la nature, la fréquence de la toux, quel est le degré de la dyspnée ; il doit s'enquérir s'il y a des expectorations et demander à les voir, en se réservant d'en faire ultérieurement l'analyse bactériologique ; il doit s'assurer s'il existe ou non de la fièvre et enfin, surtout quand il s'agit d'une maladie chronique, déterminer le retentissement qu'elle a pu avoir sur les autres organes et les effets qu'elle a pu produire sur l'état général. Quand toutes ces notions préliminaires sont acquises, le terrain est déjà en partie déblayé et le champ des hypothèses s'est rétréci de plus en plus. C'est le moment de faire intervenir les méthodes d'exploration directe et d'appuyer le diagnostic sur l'ensemble des signes objectifs.

CHAPITRE PREMIER

—

DIVISIONS TOPOGRAPHIQUES

L'examen physique des organes intra-thoraciques suppose la connaissance préalable de l'anatomie de la région et des. rapports qui existent entre les parois de la cavité et les viscères qu'elle contient. Je rappellerai en quelques mots cette anatomie topographique et ces rapports.

Au point de vue des applications cliniques, le thorax doit d'abord être divisé en deux régions, droite et gauche, répondant aux deux poumons. Le poumon droit occupe tout l'espace limité en arrière par la colonne vertébrale, en avant par le bord droit du sternum ; le poumon gauche a les mêmes limites postérieures, mais il est terminé en avant suivant une ligne oblique qui descend en bas et en arrière, à partir de la quatrième côte, laissant le cœur et les gros vaisseaux se mettre directement en rapport avec la paroi.

Chacun des deux côtés, droit et gauche, doit être divisé en quatre régions :

La région supérieure, ou fosse sus-claviculaire, se met en rapport avec la partie la plus
élevée du lobe supérieur du poumon, l'*Apex
pulmonalis*.

La région antérieure est en rapport avec la
face antérieure des poumons.

La région postérieure est en rapport avec leur
bord postérieur, très épais, et avec une partie de
leur face externe.

La région latérale, située entre les deux précédentes, a la forme d'un triangle dont le sommet
occupe le creux de l'aisselle et dont les côtés
antérieur et postérieur, seraient figurés par les
parois antérieure et postérieure de l'aisselle et par
des lignes conventionnelles prolongeant la direction de ces parois. Cette partie du thorax recouvre le reste de la face externe des poumons.

Les régions antérieure, postérieure et latérale
doivent encore être subdivisées en un certain
nombre de zones secondaires répondant, si l'on
peut ainsi dire, à autant de tranches horizontales
du poumon. On pourrait les multiplier indéfiniment et, en réalité, pour un diagnostic idéal, il
faudrait que l'investigation portât sur tous les
points sans exception de la paroi thoracique ;
mais, pour les besoins de la clinique, il suffit
d'un nombre de subdivisions relativement res-
treint.

La région postérieure se trouve naturellement

divisée en trois zones secondaires : une supérieure, *fosse sus-épineuse*, limitée en bas par l'épine de l'omoplate et répondant au *sommet* du poumon ; une moyenne, limitée en haut par l'épine de l'omoplate et, en bas, par une ligne horizontale passant par l'angle inférieur de cet os, *fosse sous-épineuse* ; une inférieure, allant de l'angle inférieur de l'omoplate à la dixième côte (le poumon ne descendant pas au-delà), *région de la base* du poumon.

La région latérale présente une zone supérieure assez bien limitée par une ligne qui réunirait les bords inférieurs du grand pectoral et du grand dorsal, c'est le creux de l'aisselle ou *région axillaire* proprement dite ; et une zone inférieure, *région sous-axillaire*.

Enfin la région antérieure, beaucoup moins étendue en hauteur que les deux précédentes à cause de la direction oblique ascendante des cartilages costaux, présente à considérer : une région supérieure, *région claviculaire* et *fosse sous-claviculaire*, s'étendant jusqu'à deux ou trois travers de doigt au-dessous de la clavicule ; une moyenne, limitée en bas par une ligne horizontale qui passerait par la base de l'appendice xyphoïde ; une inférieure, s'étendant au-dessous de la précédente jusqu'au rebord des fausses-côtes. Cette dernière région est en rapport à droite, dans presque toute sa hauteur, avec le foie ; à gauche, elle comprend l'espace semi-lunaire de Traübe sur lequel j'aurai plusieurs fois l'occasion de revenir.

Je répète que toutes ces divisions sont purement conventionnelles et que, ne reposant, en général, sur aucun détail de configuration anatomique, elles manquent forcément de précision ; mais la précision n'aurait que faire en pareille matière. Le but essentiel de ces divisions est de permettre au médecin d'apporter de la méthode dans ses recherches cliniques et de les faire complètes, en l'invitant à explorer successivement chacune des régions du thorax. Un autre avantage de ces divisions topographiques est de faciliter la rédaction et la lecture des observations et, à ce dernier point de vue, il n'est pas inutile d'adopter pour chacune d'elles des dénominations également conventionnelles. Je me rappelle avoir été très frappé autrefois des avantages que j'avais retirés d'une tentative de ce genre faite par le Prof. Grancher, dont j'étais l'interne, et je ne résiste pas au plaisir de la rappeler ici, avec la certitude d'être utile à ceux qui prennent des observations.

En allant de haut en bas, les trois zones de la région thoracique antérieure s'appelaient :

à gauche : G. A. — G. B. — G. C.
à droite : D. A. — D. B. — D. C.

Les trois zones de la région postérieure :

à gauche : G^1 — G^2 — G^3
à droite : D^1 — D^2 — D^3.

Les deux zones latérales, axillaire et sous-axillaire :

à gauche : GX. — GZ.
à droite : DX. — DZ.

Grâce à cette nomenclature de convention, les relations cliniques se trouvent extrêmement simplifiées ; voici un exemple que je retrouve dans une observation ancienne (les signes + et — indiquent l'augmentation ou la diminution des signes physiques normaux ; le signe o leur abolition ; le signe = la persistance de l'état physiologique ; les lettres S, V, R, indiquent respectivement le son, les vibrations, la respiration) :

D^1 : =
D^2 : =

D^3 :
  voussure légère
  S : —   presque o
  V : o
  R : o   souffle doux
  égophonie ; pectoriloquie aphone

D. A. :
  S : + : tympanisme grave
  V : +
  R : +

D. B. : =
D. C. : =
En G. : partout =

A l'aide de ces quelques mots disposés en forme de tableau schématique, on embrasse, pour ainsi dire d'un seul coup d'œil, l'état de toutes les parties des deux poumons : et, pour se rendre compte de la simplification de travail que donne un pareil procédé, on n'a qu'à essayer de traduire ce tableau en langage ordinaire.

CHAPITRE II

—

INSPECTION

Pour pratiquer l'inspection du thorax, on doit dépouiller le malade de ses vêtements jusqu'à la ceinture. La meilleure position à lui donner est la position assise ou debout, mais à la condition expresse qu'il soit en parfait équilibre sur son siège ou sur ses pieds, que sa tête soit droite et que ses bras tombent exactement le long du corps ; il est utile que le médecin puisse tourner autour du malade, se placer à une certaine distance de lui pour apprécier dans son ensemble la forme du thorax ou s'en rapprocher pour en examiner successivement toutes les régions.

1° L'état de la peau, au point de vue spécial où je me place, offre rarement de l'intérêt ; cependant celle-ci peut être le siège d'éruptions diverses qui devront entrer en ligne de compte lorsqu'il faudra déterminer la nature des affections profondes ; la présence de dilatations veineuses et de varicosités cutanées de la région sus-mammaire peut faire soupçonner l'existence de

tumeurs intra-thoraciques ; les taches pigmen-
taires résultant d'anciens vésicatoires, les cica-
trices de cautères ou de pointes de feu sont également utiles à constater parce qu'elles sont des
témoignages d'affections antérieures dont elles
permettent de préciser le siège.

Dans certains cas, la peau est lisse et tendue
d'un côté de la poitrine et elle conserve l'em-
preinte des plis du linge et des vêtements ; on
reconnaît ainsi l'existence d'un œdème de la paroi
qui, sans l'inspection, serait resté méconnu.
Ces œdèmes partiels et limités à un côté de la
poitrine présentent une certaine importance ;
quand ils se montrent chez un malade atteint de
pleurésie, ils indiquent de deux choses l'une : ou
qu'il s'agit d'un épanchement extrêmement
abondant ou, plus souvent encore, que l'épanchement est purulent.

2° Le degré d'embonpoint des téguments
thoraciques est habituellement en rapport avec
celui du reste du corps ; cependant il semble que,
dans quelques affections de l'appareil respiratoire, l'amaigrissement soit plus marqué sur la
poitrine qu'ailleurs. S'il n'y est pas plus marqué,
il y est au moins plus apparent, et rien n'est plus
suggestif, au point de vue du diagnostic de la
tuberculose, que l'aspect de ces thorax dans lesquels la peau amincie n'arrive pas à cacher les
détails anatomiques du squelette.

3° Dans les cas auxquels je viens de faire allusion, le pannicule cellulo-adipeux n'est pas seul
en cause, et les **Atrophies musculaires** entrent,
pour une bonne part, dans la production de quelques-unes de ces déformations : l'atrophie des
muscles intercostaux transforme les espaces intercostaux en gouttières profondes ; celle des
pectoraux concourt à produire la dépression des
régions sous-clavières ; celle du sous-scapulaire
entraîne la déformation connue depuis Hippocrate sous le nom de *Scapulæ alatæ*. On connaît
la valeur de ces déformations diverses dans le
diagnostic de la tuberculose ; il est vrai que,
quand elles existent, la maladie est généralement
si avancée qu'il ne peut plus guère rester de
doutes sur sa nature.

4° Un autre résultat appréciable de l'inspection
du thorax est de permettre de se rendre compte
de l'état des **Mouvements respiratoires** au
point de vue de leur nombre, de leur rhythme,
de leur amplitude.

a) On sait que, chez un adulte sain, les mouvements respiratoires sont au nombre de 16 par
minute ; les diverses affections des plèvres, des
bronches ou du poumon peuvent accélérer ces
mouvements au point de les porter à 25, 30, 40,
par minute. Cette *accélération des mouvements
respiratoires* n'indique rien par elle-même quant
à la nature de la maladie ; elle est simplement

la traduction objective de la dyspnée, phénomène essentiellement subjectif dont quelques malades ne savent pas rendre compte ou qui s'efface par l'accoutumance, et elle donne jusqu'à un certain point la mesure de cette dyspnée. Chez les enfants, l'accélération de la respiration est un signe de premier ordre qui permet de reconnaître l'existence d'une bronchopneumonie, alors que les autres signes physiques sont encore des plus incertains ; chez les adultes, le même phénomène met quelquefois sur la voie d'une granulie, dans des cas où l'auscultation n'autorise pas d'autre diagnostic que celui de bronchite aiguë. Enfin, la fréquence des mouvements respiratoires peut devenir la source d'indications thérapeutiques : dans la pleurésie, par exemple, alors même que l'étendue de la matité et les signes stéthoscopiques ne seraient pas de nature à faire admettre un épanchement abondant, cette fréquence excessive indiquerait la nécessité de la thoracentèse.

b) A l'état normal, les mouvements respiratoires sont symétriques et la locomotion de la paroi thoracique est sensiblement égale à droite et à gauche. Mais, dans quelques états pathologiques, cette *symétrie* est *rompue* et les deux côtés se meuvent très inégalement. Cela se voit dans quelques affections anciennes où le poumon, modifié dans sa structure et enserré de toutes parts dans des adhérences, est relativement immobilisé (tuberculose, symphyses pleurales épaisses, pneumonies scléreuses) ; mais cela se voit aussi dans quelques affections aiguës et le phénomène ne peut alors s'allonger que par l'immobilisation instinctive du thorax, sous l'influence de la douleur ; c'est un symptôme de début de la pleurésie et de la pneumonie ; mais c'est aussi un symptôme de la simple pleurodynie et, comme cette immobilisation du côté de la poitrine s'accompagne d'une diminution assez notable du murmure vésiculaire, on pourrait, si l'on n'y prenait garde, croire à des lésions qui n'existent pas en réalité.

c) Certaines affections thoraciques, en même temps qu'elles accélèrent les mouvements respiratoires, *les modifient dans leurs caractères.* Toute inspiration physiologique donne lieu à une dilatation, visible à l'œil nu, de tous les diamètres de la poitrine : ascension et projection en avant des premières côtes et du sternum (type costal supérieur) ; projection en dehors des parties latérales du thorax, en même temps projection en avant de la région abdominale, à cause de l'abaissement du diaphragme (type diaphragmatique ou abdominal) ; ce dernier phénomène est plus marqué chez l'homme que chez la femme. Le mouvement expiratoire physiologique, qui est un phénomène passif, est l'inverse du précédent et consiste dans le retour graduel de toutes les parties à l'état de repos. Il peut arriver que les choses soient interverties et que les mouvements qui accompagnent l'inspiration, au lieu d'être excentriques, soient concentriques : les espaces intercostaux se dépriment au lieu de se bomber en dehors : le creux épigastrique se creuse (tirage sous-sternal) en même temps qu'au-dessus de la fourchette du sternum il se fait une dépression profonde (tirage susternal) ; les parties molles de la paroi sont comme attirées par la tendance au vide qui se fait à l'intérieur. Cette forme de dyspnée est caractéristique non pas de telle ou telle maladie, mais d'un obstacle siégeant dans l'arbre laryngobronchique, à l'exclusion des poumons et des plèvres ; si elle n'indique pas la nature de l'obstacle, elle en indique au moins le siège, ce qui a déjà quelque importance.

d) La *durée relative des deux temps* de la respiration peut être aussi modifiée de diverses façons. (Je rappelle ici que je ne m'occupe, pour le moment, que des mouvements visibles à l'œil et non des phénomènes auditifs qui sont perçus par l'auscultation et qui sont précisément inverses de ceux que fait constater l'inspection). Chez l'homme bien portant, le mouvement d'expiration est sensiblement plus long que celui d'inspiration. La différence au profit de l'expiration est exagérée dans l'emphysème et portée à son maximum dans la crise d'asthme ; à la suite de mouvements violents et d'efforts, dans l'état de santé, les deux temps peuvent devenir sensiblement égaux ; enfin on peut observer, dans certain cas, une différence en sens inverse et la durée de l'inspiration peut dépasser de beaucoup celle de l'expiration, par exemple dans certaines affections du larynx ou de la trachée apportant un obstacle au passage de l'air.

5° C'est surtout en faisant apprécier les **Changements de forme** de la cage thoracique, soit en totalité, soit dans une de ses parties, que l'inspection peut être d'un grand secours dans le diagnostic des maladies. Nous avons déjà vu que l'amaigrissement, que l'atrophie des muscles peuvent produire à eux seuls des déformations appréciables de la poitrine ; ces déformations ne sont rien à côté de celles qui résultent des changements intervenus dans la direction et dans les rapports réciproques des arcs costaux. Il faut dire d'ailleurs que, assez souvent, toutes ces causes de déformations existent à la fois et concourent au même résultat.

a) L'emphysème pulmonaire, quand il est circonscrit, occupe surtout le lobe supérieur et les bords antérieurs des poumons ; aussi produit-il des déformations dans les parties correspondantes de la paroi thoracique : les plus communes

sont la voussure de la fosse sous-claviculaire
(saillie cleïdo-mamelonnaire de Louis) et une
voussure étendue longitudinalement sur les côtés du sternum (saillie sterno-mamelonnaire).
Assez souvent aussi le creux sus-claviculaire est
effacé ou même remplacé par une saillie (saillie
sus-claviculaire). L'emphysème généralisé *dé-
forme la poitrine dans son ensemble* et lui
donne une forme « presque cylindrique et
comme globuleuse » (Laënnec) ; en même temps
que la paroi thoracique est bombée dans tous
les sens, les espaces intercostaux sont élargis et
saillants à l'extérieur. Une pareille déformation
est, à elle seule, presque caractéristique.

b) La *dilatation de tout un côté* de la poitrine, l'autre côté restant normal, peut s'observer dans toutes les affections qui produisent une
augmentation de volume du poumon. Elle
existe, par exemple, dans la pneumonie, mais il
est rare qu'elle y atteigne un degré suffisant
pour devenir appréciable à la seule inspection.
Au contraire, elle est un phénomène constant
dans la pleurésie avec épanchement et là elle
constitue vraiment un signe important parce
que la mesure de la dilatation donne approximativement la mesure de la quantité de liquide
épanché. C'est pour apprécier avec plus d'exactitude le degré de cette ampliation thoracique
par les épanchements liquides de la plèvre,

qu'ont été imaginés les différents procédés de
mensuration de la poitrine et les appareils, tels
que le cyrtomètre de Woillez, destiné à fixer
sur le papier, par la méthode graphique, les
changements de forme et de dimensions des
deux côtés du thorax. L'emploi de ces procédés
et de ces instruments a le tort de paraître donner de la précision à des choses qui n'en comportent guère, étant donné le grand nombre de
causes qui, pour un même épanchement, peuvent faire varier la dilatation de la poitrine ; il
suffit, en pareille matière, de s'en tenir aux notions forcément un peu vagues données par la
vue, en y ajoutant celles que peut fournir la
palpation et dont nous parlerons plus loin. Cette
dilatation de tout un côté de la poitrine existe
aussi dans le pneumothorax, et c'est même dans
cette affection qu'elle peut atteindre son degré le
plus élevé ; une pareille déformation n'indique
rien quant à la nature de l'épanchement et il
faut de toute nécessité faire intervenir la percussion et l'auscultation pour savoir si la plèvre est
distendue par des gaz ou par des liquides.

c) Au lieu de porter sur l'ensemble de la poitrine ou sur tout un côté, la dilatation peut être
partielle et donner lieu à une *voussure circonscrite* ; nous avons déjà vu que cette disposition
était assez fréquemment réalisée dans l'emphysème ; il en est de même de lésions d'une tout

autre nature qui, trouvant un obstacle à se développer dans l'intérieur de la poitrine, refoulent petit à petit la paroi costale et finissent par la faire bomber à l'extérieur. Tel est le cas de certaines pleurésies enkystées, de pneumothorax partiels, de tumeurs solides, cancéreuses ou autres, du poumon et de la plèvre.

d) S'il est intéressant de constater les dilatations totales ou partielles de la poitrine, il ne l'est pas moins de noter les déformations qui se produisent en sens inverse de celles-ci et qui sont caractérisées par un *retrait* et un *affaissement* plus ou moins étendu des arcs costaux. La poitrine, en effet, peut être rétrécie dans tous ses diamètres et il est des cas où ce rétrécissement est porté à un tel point qu'il constitue une déformation des plus considérables. Cela se voit surtout à la suite des pleurésies anciennes dans lesquelles le poumon, longtemps comprimé et carnifié, est devenu incapable de reprendre son volume primitif. Il faut, en pareil cas, suivant les expressions de Laënnec, que la poitrine se rétrécisse de tout ce dont le poumon ne peut se dilater.

e) Des *dépressions* de même nature, mais *plus limitées*, peuvent se rencontrer dans divers points de la poitrine et être consécutives à des pleurésies ordinaires avec épanchement, guéries par la production d'une symphyse ; dans ce cas,

les dépressions siègent, en général, à la partie
postéro-inférieure ou latérale du thorax et ne
sont qu'un cas particulier de la déformation générale dont je parlais tout à l'heure. Dans
d'autres circonstances, ces dépressions sont
symptomatiques de symphyses consécutives à
des pleurésies sèches, adhésives, lesquelles sont
elles-mêmes liées presque toujours à des états
pathologiques du poumon. Les dépressions sous-
claviculaires, quand elles sont très marquées,
indiquent presque à coup sûr l'existence de tubercules, et même elles peuvent renseigner jusqu'à un certain point sur la forme de tuberculose à laquelle on a affaire : ce symptôme ne se
rencontre guère, en effet, que dans la phtisie
chronique à marche très lente dans laquelle les
tubercules sont associés à des lésions de pneumonie fibreuse qui produisent à la longue une
sorte de ratatinement du lobe supérieur, en
même temps que la pleurésie chronique sèche
qui l'accompagne aboutit à la formation d'adhérences épaisses et résistantes.

Outre les déformations du thorax sur lesquelles je viens d'insister, il peut exister des déformations consécutives à des affections osseuses
ou musculaires de l'enfance (rachitisme, sco-
liose, mal de Pott, etc.). Ces déformations sont
utiles à connaître pour qu'on ne soit pas exposé

à les regarder comme symptomatiques d'une affection pleuro-pulmonaire ancienne ou actuelle ; mais elles présentent encore un autre intérêt. Quand elles sont portées à un haut degré (gibbosités, déviations considérables de la colonne vertébrale), les rapports des organes thoraciques avec la paroi sont tellement modifiés que l'exploration physique de ces organes en est rendue très difficile. Il faut savoir, par exemple, que, chez les bossus, les résultats de la palpation et de la percussion sont absolument viciés, et que ceux de l'auscultation eux-mêmes sont souvent illusoires, au moins quand il s'agit de tirer une conclusion de leur localisation topographique.

CHAPITRE III

—

PALPATION

Nous venons de voir que l'inspection permet-
tait de constater la configuration générale des
parois thoraciques, d'apprécier les formes et les
dimensions comparatives des deux côtés. La
palpation, à elle seule, pourrait conduire aux
mêmes résultats, à la condition d'acquérir par
l'exercice une certaine habileté manuelle. En
appliquant sur le thorax la main largement ouverte, et en la promenant de haut en bas ou de
droite à gauche, on arrive à se faire une idée
assez exacte de la forme de la région, de ses
saillies, de ses méplats. En apposant les deux
mains, comme le recommandait Lasègue, l'une
sur la région dorsale, l'autre sur la région antérieure, et en répétant plusieurs fois la même
manœuvre sur les deux côtés, on se rend assez
bien compte de l'écart plus ou moins grand qui
sépare les deux mains dans ces diverses positions
et, par conséquent, on obtient la mesure compa-
rative des diamètres antéro-postérieurs des deux
deux côtés. Ce procédé de palpation bimanuelle
est vraiment précieux en cas de pleurésie, pour

déterminer le degré d'ampliation du thorax et
présumer par là l'abondance de l'épanchement.

Le principal objet de la palpation, considérée
comme méthode d'exploration clinique, consiste
à rechercher les vibrations thoraciques produites
par l'émission de la voix ([1]).

Laënnec connaissait l'existence de ce signe
physique, mais ne lui accordait qu'une mé-
diocre valeur ; c'est en 1848 que Monneret montra les avantages qu'on en pouvait tirer pour le
diagnostic de certaines affections, notamment
de la pleurésie. Depuis cette époque, la recherche du frémissement vocal est recommandée
dans la plupart des traités de pathologie comme
pouvant fournir quelques indications utiles.
Toutefois, il est assez curieux de constater qu'il
n'en est pas même fait mention dans un ouvrage
comme celui de MM. Barth et Roger (édition de
1870). Quant au Professeur Lasègue, il y fait à
peine allusion dans sa *Technique de la Palpation* (Paris, 1882, p. 25), et il émet cette
proposition inattendue que, pour bien percevoir
les vibrations vocales, il faut « ne pas se borner
à appliquer une main sur la paroi postérieure,
mais apposer les deux mains, l'une en avant,
l'autre en arrière de la poitrine et faire varier la

([1]) La recherche, par la palpation, des frottements
pleurétiques et des râles vibrants sera indiquée ailleurs
(p. 123 et 129).

pression sur le thorax ainsi interposé, pendant qu'on fait causer le malade. » Les recherches les plus intéressantes et les plus complètes sur les vibrations vocales sont dues à M. Grancher ; il a exposé ces recherches dans une leçon clinique à laquelle je ferai de nombreux emprunts.

RÈGLES GÉNÉRALES

La recherche des vibrations vocales doit se faire avec la face palmaire de la main largement apposée sur la poitrine nue, pendant que le malade prononce des sons articulés et, ici, on peut accepter dans tous ses termes la règle formulée par Lasègue à propos de l'auscultation de la voix : « il importe de choisir les consonnes les plus vibrantes ; la lettre *r* tient la première place et le chiffre *trente-trois* est le plus favorable qu'on puisse choisir. Le mieux est d'exiger du malade la prononciation répétée du même chiffre et de s'en servir pour tous les examens. » Le médecin doit n'employer qu'une main, toujours la même et, après avoir établi sur chaque côté du thorax le mode de répartition des vibrations, comparer entre elles à ce même point de vue les zones symétriques des deux côtés ; en aucun cas, il ne devra se servir simultanément des deux mains, les comparaisons étant plus difficiles à établir entre des sensations qui, perçues au même moment, tendent à se confondre.

Enfin, si l'application de la main tout entière convient à la recherche des vibrations dans les cas où celles-ci sont faibles et difficiles à percevoir, comme chez des personnes grasses ou à voix très grêle, elle ne convient plus dans les circonstances inverses et M. Grancher donne le conseil de recueillir alors les vibrations avec la pulpe de deux ou trois doigts appliqués légèrement sur le thorax. On diminue ainsi la quantité totale de frémitus perçu et les petites différences qui peuvent exister entre deux points symétriques deviennent plus facilement saisissables.

ÉTAT PHYSIOLOGIQUE

A l'état physiologique, les vibrations vocales varient suivant un grand nombre de circonstances : plus fortes chez l'homme que chez la femme, elles le sont plus aussi chez l'adulte que chez l'enfant ou le vieillard ; très facilement perçues chez les personnes maigres, elles le sont difficilement chez celles qui sont grasses, et on peut dire qu'elles sont en raison inverse de l'épaisseur des parties molles et du degré d'embonpoint. Elles ne sont pas réparties d'une manière égale sur tous les points du thorax, le côté droit présente normalement un frémitus vocal plus intense que le côté gauche ; mais en outre, sur chaque côté, ce frémitus présente des foyers maxima qui varient suivant les personnes et qui sont en rapport, ainsi que l'a établi M. Grancher, avec la tonalité de la voix. D'une manière générale, le maximum des vibrations est situé d'autant plus haut sur le thorax que la voix qui leur donne naissance a une tonalité plus élevée : les femmes et les enfants qui ont une voix de tête ne présentent guère de vibrations que dans les parties supérieures, fosse sus-épineuse et région sous-claviculaire, ou c'est là, tout au moins, qu'on en trouve le foyer principal ; celui-ci occupe la base du poumon au contraire chez les hommes à voix de basse. A mesure qu'on applique la main plus loin du foyer maximum, on constate une diminution graduelle des vibrations, si bien qu'on ne les perçoit presque plus à la base pour les voix aiguës, et qu'on ne les perçoit que peu au sommet pour les voix graves. Le volume de la voix et la force de son émission jouent, bien entendu, un rôle important dans la production des vibrations et dans leur degré d'intensité, mais n'en peuvent pas modifier la répartition.

On peut donc, rien qu'en entendant parler un malade, prévoir les sièges maxima et minima des vibrations vocales et, si les sièges ne

sont pas trouvés conformes aux prévisions, on
peut en déduire l'existence d'un état pathologique. Aussi M. Grancher recommande-t-il
d'explorer et de comparer non seulement, comme
on le fait presque toujours, les régions symétriques des deux côtés, mais aussi les différentes
zones d'un même côté.

ÉTAT PATHOLOGIQUE

Les divers états morbides des organes thoraciques, à l'exception des bronchites, peuvent
faire varier les vibrations vocales et ces variations ne sont et ne peuvent être que des
variations d'intensité : les vibrations sont augmentées ou elles sont diminuées et comme,
dans certains cas, les différences sont très minimes, il en résulte pour la perception du signe
d'assez grandes difficultés ; c'est affaire d'habileté acquise, la main arrivant, par l'exercice
répété, à percevoir les nuances les plus délicates.

1. Vibrations augmentées. — Les vibrations peuvent être augmentées sur une région du
thorax, en dehors de tout état pathologique
sous-jacent, lorsque la partie correspondante du
poumon est soumise à un fonctionnement exagéré ; c'est une loi posée par M. Grancher que,
là où il existe de la sonorité supplémentaire et

de la respiration supplémentaire, il existe aussi des *vibrations supplémentaires*. La coïncidence de ces trois signes indique d'une manière absolue que la partie du poumon où on les perçoit est saine, mais qu'il existe ailleurs un foyer pathologique que celle-ci ne fait que compenser.

Sauf cette circonstance particulière de la suppléance fonctionnelle, les vibrations vocales ne sont augmentées que dans les cas où est augmentée la densité du tissu pulmonaire ; il s'agit, somme toute, d'un phénomène purement physique, obéissant, par conséquent, aux lois physiques. Il va de soi que la conductibilité du poumon pour les vibrations doit varier suivant que son tissu est plus moins compact ; aussi les vibrations sont-elles accrues dans les pneumonies, dans les cas d'infiltrations tuberculeuses, de tumeurs solides, etc. Pour les mêmes raisons, l'accroissement des vibrations vocales coïncide toujours avec une diminution de la sonorité ; la seule exception à cette règle est relative au cas de suppléance que j'étudiais tout à l'heure.

Dans la *pneumonie fibrineuse lobaire,* les modifications du frémitus vocal marchent parallèllement avec celles du son ; ce frémitus est exagéré sur toute l'étendue du foyer d'hépatisation, mais cette exagération, très marquée au centre du foyer, devient de moins en moins manifeste à mesure qu'on explore des points plus rapprochés de la périphérie.

Dans certaines formes de pneumonies, les vibrations vocales, au lieu d'être augmentées, sont diminuées ou même complètement supprimées. Cette dérogation à la règle commune est passible de plusieurs explications : et d'abord, on peut invoquer l'existence d'une *pleuro-pneumonie*. Il n'est pas rare, en effet, que la pneumonie, quand elle est superficielle, se complique d'un épanchement pleurétique ; celui-ci est, en général, peu abondant, mais, à cause de l'incompressibilité du poumon hépatisé, il est obligé de s'étaler à la surface de cet organe sous la forme d'une lame plus ou moins épaisse ; suffisant pour absorber en totalité ou en partie les vibrations vocales, il ne s'oppose pas, cependant, à ce que l'oreille perçoive, avec quelques modifications, les signes propres de l'hépatisation. Ainsi est réalisé un ensemble de signes hybrides, tenant à la fois de la pleurésie et de la pneumonie ; il y a quelques années, tous les cas de ce genre étaient confondus sous le titre de pleuro-pneumonie.

Mais des recherches plus récentes ont fait voir que l'on avait notablement exagéré le rôle de la pleuro-pneumonie et que, dans certaines circonstances, la pneumonie à elle toute seule, sans intervention d'un épanchement pleurétique, était capable de produire une diminution des vibrations vocales. Les vibrations vocales sont diminuées dans la *splénopneumonie*, elles sont abolies dans la *pneumonie massive*. Je me contente de signaler ici ces deux affections sur lesquelles j'aurai l'occasion de revenir plusieurs fois dans le cours de ces études.

Dans la *tuberculose*, la recherche des vibrations est intéressante à faire parce que, ainsi que je le disais plus haut, leurs modifications commencent à apparaître en même temps que celles du son et, comme il s'agit souvent de nuances de percussion très délicates, il ne peut être qu'avantageux de multiplier les témoignages qui déposent dans le même sens. Toutefois, on se ferait grandement illusion si l'on comptait sur un pareil signe pour établir un diagnostic précoce de la tuberculose. Pendant tout le temps qui s'écoule entre l'éclosion du premier tubercule et la période dite de conglomération, le frémitus vocal ne saurait être influencé par l'altération sous-jacente trop disséminée et trop ténue. Mais dès que la conglomération est suffisante pour que la densité du tissu en soit accrue, elle se manifeste à la fois par une exagération des vibrations et par une diminution du son. Ces deux signes se confirment l'un par l'autre, ce qui compense leur peu de netteté.

A une époque plus avancée, lorsque l'infiltration tuberculeuse a transformé le poumon

en un bloc solide, l'exagération des vibrations
est des plus évidentes et très comparable à celle
qu'on observe au niveau d'un foyer d'hépatisation.

Les cavernes, enfin, ont la propriété d'accroître
le frémitus vocal. Pour les cavernes un peu
éloignées de la plèvre et creusées en plein poumon, le phénomène serait peut-être explicable
par la présence constante à leur périphérie d'une
lame indurée qui leur sert de paroi et dont
l'épaisseur est quelquefois très considérable.
Mais il est vraisemblable que d'autres éléments
interviennent dans la production de ce signe
physique, car il s'observe également dans les
cas de cavernes superficielles et vraiment sous-
pleurales, même quand elles sont assez spacieuses pour donner naissance à du souffle amphorique. En pareil cas, il faut admettre de
deux choses l'une : ou bien les vibrations que
l'on perçoit à leur niveau ne sont que des vibrations de voisinage, irradiant des parties in-
durées qui entourent la caverne, explication
insuffisante, puisque les vibrations sont souvent
plus fortes au niveau même de l'excavation
qu'autour d'elle ; ou bien la cavité pathologique
est capable par elle-même de renforcer les vibrations qui, nées dans le larynx, lui sont transmises par la colonne d'air trachéo-bronchique ;
cette hypothèse n'a rien d'illogique puisque ces
mêmes cavernes donnent lieu à du souffle et

à de la pectoriloquie, phénomènes physiques qui sont de même ordre que l'exagération des vibrations.

C'est par les mêmes raisons que s'explique l'exagération des vibrations vocales dans la *dilatation des bronches*; car cette maladie réalise assez communément les deux conditions pathogéniques qui se trouvent réunies dans les cavernes tuberculeuses : cavité plus ou moins considérable et induration du tissu résultant de la pneumonie chronique concomitante. Cependant, il ne faudrait pas trop compter ici sur la constance de ce signe physique, car, d'une part, les îlots d'emphysème et, d'autre part, les symphyses pleurales qui s'associent fréquemment à ces lésions déjà si complexes, peuvent vicier de diverses manières les résultats de la palpation.

2. Vibrations tantôt augmentées tantôt diminuées. — Entre les affections qui ont pour effet à peu près constant d'exagérer les vibrations vocales et celles où ces dernières sont habituellement diminuées ou abolies, il faut placer un certain nombre d'états pathologiques qui n'obéissent sur ce point à aucune règle fixe. J'ai déjà parlé de formes particulières de pneumonie où l'on constate une diminution du frémitus vocal; dans le cadre si compréhensif et si vague des *congestions pulmonaires*, il existe des variétés dans lesquelles des explorations répétées chaque jour font percevoir tantôt l'augmentation des vibrations, tantôt leur diminution ; il en est de même de l'*œdème du poumon*. On peut dire, d'une manière générale, que l'œdème et la congestion ont pour effet d'augmenter le frémitus vocal ; toutefois, les exceptions à la loi sont vraiment trop fréquentes pour que le signe puisse avoir une réelle valeur.

3. Vibrations diminuées. — Les circonstances dans lesquelles on observe une diminution des vibrations sont également très variées.

Ce signe physique est un des plus constants de l'*emphysème pulmonaire* et il est d'autant plus accusé que la maladie est plus ancienne et plus développée ; il est exceptionnel, cependant, que le frémitus soit totalement aboli. Cette diminution des vibrations coïncide toujours avec une augmentation de la sonorité.

Chaque fois que le poumon est séparé de la paroi thoracique par un *épanchement liquide* (hydrothorax, pleurésie), les vibrations diminuent dans de très grandes proportions ou disparaissent, et leur disparition est toujours accompagnée d'une matité absolue. Ces deux signes marchent de pair, pour ainsi dire, et se trouvent étroitement associés sur tous les points du thorax qui sont en rapport avec l'épanchement. Au-delà de celui-ci, les vibrations reparaissent d'une manière assez brusque, de telle

sorte qu'en promenant sur le thorax le bord
radial de l'index pendant que l'on fait parler le
malade, on peut déterminer une ligne au-dessus
de laquelle les vibrations sont presque normales,
tandis qu'elles sont presque nulles au-dessous ;
cette ligne indique avec assez de précision la
limite supérieure du liquide épanché.

Dans certains cas exceptionnels, un épanchement pleurétique peut coïncider avec la conservation des vibrations vocales. M. Jaccoud a
montré le parti qu'on pouvait tirer de cette
anomalie clinique dans le diagnostic des pleurésies cloisonnées (*Bull. de l'Acad. de méd.*, 1878).

Mieux encore et plus complètement que les
épanchements liquides, les *épanchements gazeux*
de la plèvre abolissent le frémitus vocal. Suivant
que le pneumothorax est total ou partiel, les
vibrations sont supprimées sur toute l'étendue
du côté malade ou seulement sur la partie qui
est en rapport avec l'épanchement aériforme. Il
n'est pas rare, par exemple, de constater que les
vibrations sont abolies depuis l'épine de l'omoplate jusqu'à la base, tandis qu'elles sont conservées ou même notablement accrues dans la
fosse sus-épineuse ; cette éventualité se trouve
réalisée dans le pneumothorax partiel inférieur
(Jaccoud). En pareil cas, il peut arriver, comme
l'indique M. Grancher, que les vibrations exagérées, produites par le lobe supérieur infiltré et

adhérent à la plèvre costale, se propagent sur la paroi thoracique à une certaine distance de leur lieu d'origine, et jusqu'à la région de leur base. Ces vibrations de voisinage pourraient, si l'on n'y prenait garde, faire commettre une erreur ; mais l'état des vibrations n'est qu'un des moindres éléments du diagnostic du pneumothorax, et la constatation du tympanisme, du souffle amphorique, de la succussion hippocratique, etc., rend toute méprise impossible.

Il y a un point de pathologie sur lequel tout le monde n'est pas d'accord : c'est l'état des vibrations vocales au niveau des *adhérences pleurales*. Quelques auteurs admettent que les adhérences, en assurant un contact plus intime entre le poumon et la paroi, renforcent les vibrations. Quoi que l'on puisse penser de l'explication théorique, il y a là une erreur de fait évidente. Que l'on explore à ce point de vue le thorax d'une personne qui est guérie depuis quelque temps d'une pleurésie séro-fibrineuse ; une ponction exploratrice démontre au besoin la disparition totale de l'épanchement ; la matité, la faiblesse du murmure vésiculaire, la rétraction de la paroi costale ne peuvent laisser de doutes sur l'existence de fausses membranes épaisses reliant les deux feuillets pleuraux ; que donne la palpation à ce niveau ? des vibrations très affaiblies ou nulles.

Quand les vibrations ne sont que peu affaiblies au niveau d'adhérences épaisses et, *a fortiori*, quand elles y paraissent normales, on est en droit de supposer qu'au-dessous de la symphyse pleurale, il existe des lésions du parenchyme pulmonaire (sclérose du poumon, dilatations bronchiques, indurations tuberculeuses ou autres). Ces dernières lésions, si elles avaient été isolées, auraient accru les vibrations, et le seul fait que celles-ci ne sont pas augmentées prouve qu'elles sont relativement affaiblies ; ce sont les adhérences qui ont produit encore là leur effet habituel qui est d'absorber, au moins en partie, le frémitus vocal.

Mais les adhérences pleurales ne présentent pas toujours les caractères de celles auxquelles je viens de faire allusion. A côté des symphyses épaisses, il existe des symphyses minces, simples soudures de la plèvre, ce sont celles que M. Grancher appelle les symphyses pleuro-viscérales et qu'il considère comme consécutives à des bronchites ou à des inflammations superficielles du poumon. Ces symphyses minces, à l'inverse des précédentes (pleuro-pariétales de M. Grancher), ne modifient pas l'état des vibrations : celles-ci restent normales, s'il n'existe pas, d'ailleurs, au-dessous de la symphyse, quelque autre lésion capable de les altérer.

CHAPITRE IV

—

PERCUSSION

La percussion est une manœuvre qui a pour but de produire des sons à l'aide de chocs portés sur la paroi du thorax et de déterminer, d'après la qualité de ces sons, le siège, l'étendue et la profondeur des lésions qui affectent les organes respiratoires. C'est une imitation de ce que font les tonneliers quand ils frappent avec le doigt sur un tonneau pour obtenir la sensation du plein et du vide.

Si l'on s'en rapporte à des indications vagues, recueillies dans les ouvrages les plus anciens, il semble que ce procédé de recherche ait été employé de tout temps ; on peut dire, cependant, que la percussion ne fut systématiquement appliquée à la médecine que vers le milieu du siècle dernier : le premier traité sur la matière date de 1761 et est l'œuvre d'un médecin de Vienne, Avenbrugger. Son invention — car c'est ainsi qu'il l'appelait lui-même, — passa, d'ailleurs, inaperçue ou fut dédaignée de ses contemporains et on n'en comprit la valeur que cinquante ans plus tard, lorsque Corvisart traduisit en français l'œuvre du médecin viennois sous le titre de : *Nouvelle méthode pour connaître les maladies de la poitrine par la percussion de cette cavité* (1808).

La découverte de l'auscultation, qui devait avoir lieu quelques années plus tard, semblait devoir, par la précision inconnue jusqu'alors qu'elle apportait au diagnostic des maladies de poitrine, diminuer l'importance de la méthode d'Avenbrugger ; et peut-être celle-ci fût-elle retombée dans l'oubli, si Laënnec lui-même n'eût compris et n'eût pris soin d'indiquer le parti qu'on pouvait en tirer en la combinant avec l'auscultation : « Si, dit-il, par elle-même, la percussion ne donne que des résultats bornés et souvent douteux, elle devient très précieuse par sa réunion avec l'auscultation médiale, et nous verrons que le diagnostic de plusieurs cas importants, et entre autres du pneumothorax, de l'emphysème du poumon et des tubercules crus accumulés au sommet de cet organe, résulte de la comparaison des résultats obtenus par les deux méthodes ».

Toutefois, il ne s'agissait jusque-là que de la percussion *immédiate* pratiquée directement sur la poitrine du malade par les quatre doigts de la main droite faisant office de marteau. Les multiples inconvénients de cette manière de procéder, joints à l'incertitude des résultats obtenus, empêchaient que cette méthode fût acceptée par tout le monde. Piorry, en lui substituant la percussion *médiate*, et en faisant valoir jusqu'à l'exagération les avantages qu'on en pouvait attendre, la popularisa et la fit entrer de vive force dans les habitudes médicales.

D'Avenbrugger à Piorry, la percussion ne sort pas de la phase empirique et elle enrichit la clinique de nombreuses notions d'une incontestable utilité. Avec Skoda et l'École Allemande, elle entre dans la phase scientifique et encombre le langage médical de tant de mots nouveaux, de tant de formules hypothétiques, qu'elle apparaît comme une science, il est vrai, mais comme une science aride, ennuyeuse, et tellement hérissée d'obstacles qu'elle est difficilement accessible au commun des médecins. Il est possible, je pense, de réduire la percussion à des proportions plus modestes et moins effrayantes, en tenant compte surtout des faits bien établis et en négligeant les théories d'acoustique contestables. Sans être un musicien émérite ni même un physicien, on peut percuter correctement et retirer quelque fruit de sa percussion au point de vue de la clinique ; le reste importe peu.

RÈGLES GÉNÉRALES

La percussion médiate s'exerce à l'aide d'instruments (plessimètre et marteau) ou simplement avec les mains. On reproche au plessimètre :
d'abord d'être d'un usage difficile ou impossible
dans quelques cas, ensuite et surtout de supprimer une des sensations utiles fournies par la
percussion, la sensation d'élasticité ou de résistance au doigt. Le grief le plus sérieux qu'on
puisse opposer à ces instruments est qu'on se
passe d'eux très facilement : tout outillage qui
n'est pas indispensable est tenu bien vite pour
encombrant.

Le médecin qui percute doit prendre la position la plus commode pour lui, à gauche ou à
droite du malade suivant les cas ; il sera généralement mieux à droite si celui-ci est dans un
lit. Pour la percussion de la région antérieure,
il fera coucher le malade sur le dos, la tête
appuyée sur l'oreiller, les épaules effacées ; pour
celle de la région postérieure, il le fera asseoir
sur son lit, la tête fléchie, les épaules tombantes,
les mains portées en avant sur les genoux ; pour
celle des régions latérales, la position assise
est encore la plus favorable, le bras étant relevé
et la main reposant sur la tête ; il faut que le
malade ne soit pas trop éloigné du médecin et

que celui-ci puisse atteindre facilement et sans se déplacer les diverses régions du thorax.

La *percussion digitale* se fait avec les doigts de la main droite qui servent de marteau sur un doigt de la main gauche faisant office de plessimètre : l'index ou le médius de la main gauche est appliqué par sa face palmaire sur la partie du thorax que l'on veut percuter et cette application doit être aussi exacte et aussi intime que possible ; tout doigt contrefait ou déformé, demi-fléchi par exemple, est impropre à la percussion ; il faut que le doigt exerce même une compression légère sur le thorax, de manière à déprimer les tissus sous-cutanés et à prendre appui, pour ainsi dire, sur les parties profondes ; enfin, ce doigt devra être, autant que possible, placé parallèlement à la direction des espaces intercostaux ; en tout cas, lorsqu'on percutera successivement les régions symétriques des deux côtés, il sera indispensable que la position du doigt soit exactement la même à droite et à gauche.

Les doigts de la main droite doivent servir de marteau : pour cela, l'index et le médius ou les trois doigts du milieu sont rapprochés les uns des autres et fléchis à angle droit, de manière à ce que leurs extrémités soient sur le même plan horizontal ; on doit frapper non avec les pulpes des doigts, mais avec leurs extrémités ; aussi est-il utile que les ongles soient coupés courts. Tous les mouvements nécessaires à la percussion doivent se passer dans l'articulation du poignet, les autres articulations du membre supérieur restant rigides. Le nombre de coups à donner varie suivant les cas : si l'on cherche à déterminer la tonalité et mieux encore le timbre des bruits de percussion, il vaudra mieux ne frapper qu'une fois ou, si l'on donne plusieurs coups, les séparer par des intervalles assez longs ; au contraire, l'intensité du son sera mieux appréciée par plusieurs coups successifs et rapprochés les uns des autres. La force à donner à ces coups varie, elle aussi, suivant les résultats que l'on veut obtenir : toute percussion superficielle, c'est-à dire explorant les couches superficielles du poumon, doit être légère, toute percussion profonde exige une certaine force ; mais jamais cette force ne doit être portée au point que le malade en éprouve une sensation de douleur.

Il va sans dire que l'on doit élaguer, dans la pratique de la percussion, tout ce qui serait de nature à produire des bruits étrangers à ceux que l'on cherche à entendre : le malade sera donc percuté nu ou simplement recouvert d'un linge souple et non empesé ; le médecin lui-même se débarrassera de certains objets, tels que manchettes dures, boutons métalliques, capables de devenir des causes d'erreurs.

ÉTAT PHYSIOLOGIQUE

La percussion du thorax, à l'état physiologique, donne naissance, sur tous les points où la
paroi est en rapport immédiat avec le poumon, à
un bruit particulier, à une sonorité *sui generis*
que Piorry appelait le *son pulmonal*. En outre,
la sensation de résistance plus ou moins forte,
éprouvée par le doigt percuté, donne, jusqu'à un
certain point, la mesure du degré d'élasticité du
parenchyme sous-jacent. Cette sensation d'élasticité varie, d'ordinaire, dans le même sens et dans
la même proportion que l'intensité du son : elle
se montre d'autant plus faible que le son est
plus diminué, et inversement. Quant à la sonorité elle-même, elle présente à étudier son intensité, sa tonalité et son timbre.

L'**Intensité** est variable suivant les sujets ; en
général, plus fort chez l'enfant et le vieillard que
chez l'adulte, le son pulmonal est influencé par
la forme et les dimensions de la cavité thoracique, et plus encore par l'épaisseur des parties
molles. Il est un peu plus fort pendant une inspiration profonde que pendant une expiration
forcée. Enfin il varie suivant les régions de la
poitrine : du côté droit, il augmente progressi-
vement d'intensité depuis la clavicule jusqu'à la
sixième ou septième côte où il fait place à la ma-

tité hépatique, non point brusquement, mais
d'une manière graduelle ; du côté gauche, la sonorité est remplacée à partir de la quatrième
côte par la matité cardiaque ; là encore il existe,
sur la limite qui sépare les deux organes, une
zone de transition où la sonorité pulmonaire diminue par degrés insensibles. La présence du
cœur derrière le sternum explique la matité que
l'on trouve sur les deux tiers inférieurs de cet
os ; le tiers supérieur, au contraire, donne à la
percussion une sonorité sensiblement égale à
celle des régions sous-clavières, bien que les
bords du poumons ne viennent se mettre en
rapport avec la face postérieure du sternum que
dans une surface très restreinte et seulement dans
les grandes inspirations. Cette sonorité sternale
est donc une sonorité d'emprunt due soit à la
résonnance de la trachée qui, à ce niveau, est
assez profonde, soit à la *consonnance* des poumons que la percussion du sternum peut mettre
en vibration.

A la partie inférieure et antérieure du côté
gauche, au-dessous du cœur et du poumon
existe une région fort importante à connaître,
c'est l'espace semi-lunaire de Traübe ; cette région limitée en bas par le rebord inférieur du
thorax, en haut par une ligne courbe à conca-
vité inférieure qui commence en avant entre le
qui ième et le sixième cartilage costal et se ter-

mine en arrière vers l'extrémité anterieure de la neuvième ou de la dixième côte, est le siège d'une sonorité tympanique qui n'est autre que le son stomacal ; il faut ajouter, suivant la remarque de M. Jaccoud, que les vibrations vocales sont nulles dans l'espace de Traübe et que le murmure vésiculaire ne s'y perçoit pas, pour la bonne raison que, même au moment des plus fortes inspirations, le poumon, ne s'insinue jamais dans cette partie du sinus costo-diaphragmatique.

En arrière, la sonorité pulmonaire présente son maximum dans la partie comprise entre la neuvième ou la dixième côte et l'angle inférieur de l'omoplate. Au-dessus de cette limite, la sonorité pulmonaire diminue graduellement à cause de l'épaisseur de plus en plus forte des parois et c'est dans la fosse sus-épineuse qu'elle présente son intensité minima ; il est essentiel de remarquer que l'état de contraction ou de relâchement des muscles qui occupent la fosse sus-épineuse influe singulièrement sur les qualités du son et que, suivant l'attitude de l'épaule, on peut observer sur une même personne de la sonorité ou une matité plus ou moins forte. La percussion de cette région, si importante en clinique, nécessite une très grande attention.

Les régions latérales, axillaire et sous-axillaire, sont celles où la sonorité est la plus belle et la plus forte. Elles sont bornées en bas par le foie et par la rate.

La **tonalité** des sons de percussion est plus difficile à apprécier que leur intensité. Lorsqu'on percute un malade devant plusieurs personnes non exercées et qu'on interroge leurs impressions sur les différences de tonalité de deux sons, il est rare que ces impressions soient concordantes, même quand les différences sont assez tranchées ; ce n'est pas, je le répète, que la perception de ces sensations nécessite des facultés exceptionnelles ; mais, ici comme ailleurs, il faut un certain apprentissage : au lieu d'apprécier les sons en bloc, on doit prendre l'habitude de les analyser et d'envisager séparément chacune de leurs qualités. Ce travail d'analyse paraîtra plus facile si l'on tient compte de cette remarque, faite par Woillez, que les sons *aigus* ou à tonalité élevée sont en même temps *durs* et *brefs*, tandis que les sons *graves* ou à tonalité basse sont *moelleux* et *prolongés*.

La tonalité du son pulmonal n'est d'ailleurs pas la même dans toutes les régions du thorax : M. Grancher s'est livré sur ce point à d'intéressantes recherches et voici les conclusions auxquelles il est arrivé : « La tonalité ou hauteur du son est assez fixe, et la même chez les adultes, hommes et femmes ; elle varie d'une octave des bases au sommets, ce qui s'explique par l'épaisseur différente du parenchyme ; au contraire la sonorité plus ou moins grande dépend de l'épaisseur des parties interposées, os, muscles, etc.; elle est très différente en avant ou en arrière, mais ne modifie pas la valeur musicale du son. » (Grancher, *Technique de la Percussion*, p. 80). Ce même auteur fait encore cette remarque que les notes les plus graves coïncident avec le maximum de sonorité et inversement que la tonalité s'élève à mesure que la sonorité diminue; il existe donc un rapport constant entre la tonalité et la quantité du son et ceci reste vrai à l'état pathologique: lorsque les sonorités normales sont remplacées par de la submatité ou de la matité, la tonalité s'élève à mesure que le son diminue.

Le **timbre** d'un son est indéfinissable par sa nature même et il n'est possible d'en donner une idée que par la comparaison avec d'autres sons. Or le son pulmonal n'a pas d'analogue; il a son timbre propre, il est *sui generis*. Ce timbre ne change que très peu dans les états pathologiques, quelles que soient d'ailleurs les modifications d'intensité ou de tonalité du son. C'est probablement pour cette raison que le timbre des sons de percussion a été passé sous silence par le plus grand nombre des auteurs et que ceux qui s'en sont occupés n'en parlent, au dire de M. Grancher, qu'à l'occasion de certains sons, le bruit de pot fêlé et les sons amphoriques (Woillez), les bruits nettement tympaniques (Guttmann).

ÉTAT PATHOLOGIQUE

A l'état pathologique, le son peut être altéré dans ses trois qualités ; les modifications qui portent sur son intensité sont de beaucoup les plus fréquentes et, par suite, les plus importantes à connaître au point de vue pratique.

La sonorité normale est dissimulée dans un grand nombre d'états morbides et cette diminution peut être portée au point que la percussion du thorax donne exactement la même sensation que la percussion de la cuisse : c'est ce que, depuis Piorry, on désigne sous le nom de *matité*. Skoda, se fondant sur des considérations de physique pure appelle la matité « son vide » et la sonorité « son plein » ; Barth et Roger appellent « son clair » la résonnance physiologique et distinguent dans la diminution de cette résonnance deux degrés qu'ils appellent le « son obscur » et le « son mat ». Cette multiplicité de mots désignant une même chose me paraît pour le moins inutile et je m'en tiendrai, pour ma part, aux deux termes classiques sur le sens desquels tout le monde est d'accord. Entre la sonorité normale et la matité, il existe naturellement une foule de sons intermédiaires qu'il est possible d'exprimer par des locutions dérivées des premières : sonorité un peu ou très diminuée, submatité, matité absolue.

Je rappelle ici que toute diminution de sonorité est invariablement accompagnée d'une pareille diminution de la sensation d'élasticité
perçue par le doigt.

La sonorité normale peut être augmentée.
Quelquefois elle augmente sans changer de timbre et ne mérite pas de nom spécial; pour faciliter le langage, on peut, avec quelques auteurs,
l'appeler *hypersonorité*, malgré l'hybridité du
mot, comme on peut appeler *hyposonorité* la
diminution du son. Mais, assez souvent, elle
change en même temps de timbre et devient
analogue au son fourni par la percussion de la
grosse tubérosité de l'estomac; c'est ce que l'on
appelle le *tympanisme*. Alors la tonalité entre
aussi en jeu et, suivant les cas, devient plus
élevée ou s'abaisse, ce qui donne naissance à
des tympanismes graves et aigus. Je touche ici
au point où les sons de percussion deviennent
vraiment d'une interprétation et même d'une
perception difficile. Le son est altéré dans ses
trois qualités à la fois, l'intensité, la tonalité et
le timbre; quelle est celle de ces trois modifications qui domine dans le tympanisme et qui lui
donne sa caractérisque? La question ne peut être
résolue que de trois manières; les trois solutions
ont trouvé des défenseurs : Barth et Roger dé-
crivent le tympanisme comme une exagération
du son normal; Skoda insiste sur son timbre

spécial ; pour Woillez enfin les variétés de tympanismes dérivent de la tonalité et non de l'intensité du son, et il les divise en graves et aigus.

Toutes ces distinctions basées sur le timbre ou
la tonalité du tympanisme seraient négligeables
en clinique comme ne pouvant rendre aucun
service pratique, si les variétés de sons auxquelles elles répondent n'étaient capables d'induire en erreur une oreille peu exercée ou non
prévenue. Il faut savoir que, de deux sons égaux
en intensité, celui dont la tonalité est la plus
élevée peut donner l'illusion de la submatité.
Prenons un exemple : étant donné un épanchement pleurétique à gauche, on s'attend à trouver
sous la clavicule de ce côté une exagération de
la sonorité normale ; or, en comparant les deux
régions sous-claviculaires, il semble que ce soit
la droite qui résonne le plus fortement ; mais
qu'on y prenne garde : c'est que la tonalité du
son s'est élevée du côté gauche en même temps
que son intensité s'est accrue, et l'élévation de
la tonalité peut donner jusqu'à un certain point
le change sur la modification totale qui s'est
produite. En fait, cette élévation de tonalité
n'a aucune importance parce qu'elle n'autorise
aucune déduction ni sur la quantité réelle du
liquide épanché, ni sur l'état du poumon ; mais
il est bon de la constater, pour savoir reconnaître derrière elle l'hypersonorité qu'elle cache.

J'arrive à l'étude séméiologique des sons de percussion ; j'envisagerai successivement les cas où la sonorité reste normale, ceux où elle est augmentée, et ceux où elle est diminuée.

1. Le son reste normal. — Certaines affections dont l'effet habituel est de provoquer de la submatité ou de la matité peuvent cependant ne se révéler par aucun signe plessimétrique : il suffit pour cela que la lésion soit profondément située et laisse entre elle et la paroi thoracique une épaisseur de tissu sain suffisante ; la percussion ne fait vibrer que celle-ci et le foyer pathologique passe inaperçu. C'est ce qui arrive dans la *pneumonie* dite *centrale*. D'autres fois, les lésions, bien que superficielles, sont trop limitées et trop petites, et la consonnance des parties voisines qui sont normales ou qui résonnent à l'excès compense la diminution de sonorité qu'elles tendraient à produire : c'est le cas de la *pneumonie lobulaire* qui, lorsque les foyers sont nombreux et très limités, n'arrive pas à modifier le son d'une manière sensible ; c'est surtout le cas de la *granulie* qui, malgré la multitude de granulations dont est parsemée la surface du poumon, laisse le son intact. Enfin, pour des raisons de même genre, dans la *tuberculose vulgaire*, à forme chronique, la sonorité conserve ses caractères normaux pendant toute la période de germination.

Dans le cours des *affections inflammatoires des bronches*, la percussion reste constamment muette. Qu'il s'agisse d'une bronchite aiguë ou chronique, d'un catarrhe sec ou d'un catarrhe bronchorrhéique, le son reste normal. Les vibrations vocales restent aussi normales, ainsi que je l'ai dit plus haut : il s'ensuit que les seuls signes physiques des bronchites sont des signes d'auscultation. Donc, toutes les fois que, dans le cours d'une bronchite se manifestant par ses signes ordinaires (râles secs ou muqueux), on constatera une altération du son, on en tirera cette conclusion que les bronches ne sont pas seules en cause, et qu'il existe une autre affection dont la bronchite n'est le plus souvent qu'un épiphénomène.

La *dilatation générale des bronches*, bronchectasie cylindrique, ne se manifeste pas non plus par des signes de percussion. Quant aux dilatations circonscrites et ampullaires, elles sont presque toujours accompagnées de submatité ou de matité ; mais ces signes relèvent bien plutôt des lésions pleuro-pulmonaires concomitantes que de la bronchectasie elle-même.

Enfin, les *adhérences pleurales minces* qui constituent la forme de symphyse dite pleuro-viscérale (Grancher) ne modifient pas non plus le son physiologique ; j'ai dit ailleurs que les vibrations vocales y restaient normales ; c'est un nouvel exemple d'un état pathologique qui se manifeste exclusivement par des signes d'auscultation.

2. **Le son est augmenté.** — L'excès de sonorité constitue le signe le plus habituel de l'*emphysème pulmonaire* ; lorsque cette affection est très ancienne et généralisée, le thorax, dont la forme est devenue globuleuse, résonne d'une manière exagérée dans toutes ses parties et le son prend le caractère tympanique. Le tympanisme de l'emphysème est, en général, un tympanisme grave ; mais quand la lésion est très développée, il présente plutôt une tonalité aiguë ; même dans certains cas d'emphysème excessif, le tympanisme est remplacé par une diminution manifeste du son, ce qui s'explique, d'après Skoda, par l'extrême dilatation des alvéoles et la trop forte distension des parois thoraciques. Ces dispositions exceptionnelles deviendront rarement des causes d'erreur ; en tous cas, la généralisation même de cette hyposonorité, la forme de la poitrine, la diminution des vibrations vocales, la faiblesse du murmure vésiculaire constituent un syndrôme physique qui suffit pour caractériser l'emphysème, même en l'absence de tout symptôme fonctionnel et de tout anamnestique.

L'emphysème n'agit pas seulement sur la qualité du son pulmonal, il en modifie aussi l'étendue. Lorsque la lésion est générale, le poumon est augmenté dans tous ses diamètres et, la déformation des parois ne suffisant pas encore à son expansion, il empiète sur les organes voisins, déprime le diaphragme et, avec lui, les organes abdominaux, recouvre la face antérieure du cœur ; aussi est-il assez commun de constater une diminution plus ou moins considérable de l'étendue de la matité précordiale ; quelquefois même le cœur, complètement caché sous le poumon gauche, n'est plus accessible à la percussion.

Des observations, d'ailleurs exceptionnelles, démontrent que le son tympanique peut être constaté dans certains cas de *dilatations bronchiques* et de *cavernes tuberculeuses*. Il faut, pour cela, que les cavités pathologiques soient tout à fait superficielles, extrêmement spacieuses et qu'elles contiennent peu de liquides : la réunion de toutes ces conditions fait de la bronchectasie ampullaire ou de la caverne une lésion qui, au point de vue des signes physiques, est tout à fait analogue au pneumothorax et on conçoit aisément que la même symptomatologie soit commune à ces diverses affections.

Le *pneumothorax* est le type des maladies à tympanisme, et à tympanisme grave ; celui-ci existe partout où la paroi thoracique est en rapport avec l'épanchement gazeux ; il occupe in-

distinctement toutes les régions, quand le pneumothorax est total; en cas de pneumothorax
partiel, il est remplacé, dans les points où existent des adhérences, par une sonorité plus ou
moins franche, suivant l'état du poumon sous-
jacent. Lorsqu'il existe de l'hydropneumothorax,
le tympanisme disparaît dans la région de la
base, mais il est rare qu'il soit remplacé par une
matité absolue, même quand l'épanchement liquide est abondant. En tout cas, cette matité
n'est pas comparable à celle que donne l'épanchement de la pleurésie. Je me rappelle avoir
entendu, autrefois, faire cette remarque par mon
maître, le Prof. Dieulafoy, et j'ai eu, depuis lors,
plusieurs occasions d'en vérifier l'exactitude. Il
est probable qu'il y a là un simple phénomène
de consonnance : la percussion pratiquée au niveau du liquide ébranle toute la paroi; aux vibrations directes, nées sous le choc, viennent se
mélanger les vibrations indirectes produites par
l'ébranlement des parties supérieures du thorax
et il en résulte un son complexe, intermédiaire
au tympanisme et à la matité. Ce qui donne
assez de vraisemblance à cette explication c'est
que la matité devient de moins en moins franche à mesure qu'on remonte de la base vers le
niveau supérieur de l'épanchement; dans certains cas, il est même difficile de déterminer par
la percussion la limite entre les gaz et le liquide.

Je n'ai parlé jusqu'ici que du tympanisme grave qui est le signe le plus habituel fourni par la percussion dans le pneumothorax. Mais il faut savoir que, quand l'épanchement gazeux possède une très forte pression et que la paroi thoracique est distendue à l'excès, la tonalité devient aiguë; à un degré encore plus marqué, l'élévation de la tonalité atteint son maximum, mais en même temps l'intensité du son diminue, si bien que l'on se trouve en face d'une submatité véritable qui peut faire commettre de grossières erreurs.

L'exagération de la sonorité se rencontre encore toutes les fois que le poumon est soumis, sur une de ces parties, à une *suractivité de fonction*, pour compenser les effets d'une lésion éloignée (pneumonie, pleurésie, pneumothorax partiel, tumeur, dégénérescence diverses, etc.). C'est ce que l'on appelle la *sonorité compensatrice* ou *supplémentaire*. J'aurai bientôt l'occasion d'étudier plus complétement ce phénomène à propos des signes de percussion de la pleurésie, car c'est dans cette maladie qu'il se présente avec ses caractères les plus accusés et aussi qu'il offre le plus d'intérêt au point de vue pratique.

3. Le son est diminué. — La *congestion pulmonaire* peut-elle apporter quelque changement aux résultats de la percussion? *A priori*, il semble que la question ainsi posée doive être

résolue par la négative; en fait, la congestion, si
elle est isolée, ne modifie pas la sonorité normale ou ne la modifie que très peu ; dans l'hypérémie pulmonaire des fièvres graves dont le
type est celle qui apparaît au début du second
septenaire de la fièvre typhoïde, le son reste normal dans la congestion aiguë primitive du poumon (maladie de Woillez), le son n'est pas altéré ou, s'il l'est, l'altération ne consiste qu'en
une très légère diminution d'intensité et, plus
souvent encore, d'après Woillez, en une élévation de la tonalité. Mais qui dit congestion, dit
état temporaire disparaissant vite ou donnant
vite naissance à des processus secondaires (inflammation, exsudations, œdèmes) ; aussi n'est-
il pas étonnant que la symptomatologie se transforme et se complique. Toute congestion qui
tend à persister finit par diminuer la sonorité ;
cela est vrai des congestions chroniques des cardiaques qui sont plus encore de l'œdème que la
stase sanguine et qui donnent lieu à la matité
dans les bases ; cela est vrai même des congestions symptomatiques des pyrexies : chez les
typhiques, vers la fin du deuxième septenaire,
il n'est pas rare d'observer de la submatité dans
les régions postéro-inférieures du poumon, parce
que, à l'hypérémie simple du début a succédé
un état bâtard, tenant à la fois de l'œdème et de la
pneumonie hypostatique, état suffisant, en tous

cas, pour modifier assez profondément les conditions physiques de la résonnance pulmonaire.

La *pneumonie fibrineuse*, transformant rapidement le parenchyme pulmonaire en un tissu
compact et presque complètement privé d'air, se
caractérise par une matité d'autant plus forte
que l'infiltration est plus complète. Si la pneumonie est centrale, ou assez éloignée de la surface, il se peut que la percussion reste aussi
muette que les autres méthodes d'exploration et
que l'on en soit réduit à formuler le diagnostic
d'après les seuls symptômes fonctionnels. Mais
il est rare que la pneumonie reste centrale pendant plus d'un jour ou deux ; dès qu'elle atteint
les couches superficielles du poumon, elle se
révèle par l'ensemble de ses signes physiques et,
parmi eux, figurent en bonne place la diminution
du son et le défaut d'élasticité de la paroi thoracique sous le doigt. Entre ces deux périodes de
pneumonie profonde et cachée et de pneumonie superficielle et accessible, il y aurait un
moment où il serait possible, d'après M. Jaccoud, de constater un signe intéressant de percussion : du tympanisme avec abaissement de la
tonalité (son plein des Allemands). « D'après
mes observations, dit M. Jaccoud, le son tympanique est constant et peut persister de 24 à
30 heures, lorsque la pneumonie, tout en étant
voisine de la surface, en est séparée par une

couche de tissu sain ; dans ces conditions qui sont fréquentes au début, la palpation et l'auscultation peuvent être muettes et le tympanisme limité est le premier signe, le signe révélateur de l'exsudation » (*Path. Int.*, t. II, p. 56).

La submatité qui caractérise la période d'engouement de la pneumonie confirmée et la matité qui coïncide avec la période d'hépatisation, offrent toutes deux ce caractère de présenter leur maximum au centre du foyer mobile, et de diminuer graduellement à mesure qu'on s'approche de la périphérie ; nous avons vu que le frémitus vocal suivait la même marche décroissante et nous verrons plus loin que les signes stéthoscopiques sont soumis à la même règle générale. C'est une des particularités qui, dans certains cas difficiles, permettront de penser qu'il s'agit d'une pneumonie et non d'une pleurésie. Il est assez rare d'ailleurs que dans la pneumonie, la matité soit absolue, *tanquam percussi femoris*; cependant, dans certaines formes, dans la pneumonie massive notamment, le son est complètement aboli, comme s'il s'agissait de l'épanchement pleurétique le plus abondant.

Il va de soi que la *bronchopneumonie* à forme *pseudo-lobulaire* modifie le son de percussion exactement de la même manière que la pneumonie fibrineuse. La *bronchopneumonie dissé-*

minée donne lieu à de la submatité ou à de la matité au niveau de chacun de ses foyers, à la condition que ceux-ci aient une importance suffisante. Les *pneumonies* et *bronchopneumonies chroniques*, qu'elles soient professionnelles (pneumonokonioses), d'origine infectieuse (pneumopathies syphilitiques) ou de toute autre nature (pneumonies scléreuses bronchectasiques), agissent dans le même sens et déterminent une matité plus ou moins étendue et plus ou moins accusée, suivant la forme et la profondeur des lésions. Il en est de même des *foyers d'apoplexie*, des *tumeurs kystiques*, des *cancers du poumon*. Toutes ces affections sont tellement variables dans leurs localisations, dans leur marche, dans leurs associations avec les processus secondaires les plus divers que les signes physiques auxquels elles donnent lieu ne présentent rien de constant. Aussi y aurait-il grande difficulté, sans grand avantage, à passer en revue toutes les modifications du son qui peuvent se produire dans chacune d'elles. Il n'en est pas ainsi pour la tuberculose qui, à tous les points de vue, mérite une étude plus détaillée.

Des deux formes aiguës de la *tuberculose*, nous avons vu plus haut que la forme granulique, la *granulie*, ne donne le plus souvent lieu à aucun signe plessimétrique. Les vibrations vocales n'y sont pas non plus modifiées; quant aux signes stéthoscopiques, ou bien ils sont presque nuls, ou bien ce sont des signes banals de bronchite capillaire ou de congestion généralisée. Le diagnostic de la granulie ne peut, en aucun cas, être établi sur les signes physiques ; en regard de ceux-ci, il faut, de toute nécessité, faire entrer en ligne de compte les symptômes fonctionnels, l'état général du malade, les anamnestiques, etc.

La *forme pneumonique*, de son côté, ne présente rien de plus ni rien de moins, eu égard aux signes physiques, que la pneumonie fibrineuse ou que la bronchopneumonie pseudo-lobaire. Ici encore, le diagnostic de nature doit forcément s'appuyer sur des considérations étrangères à l'examen direct du malade.

Dans ses *formes chroniques*, la *tuberculose* détermine des modifications du son variables suivant les périodes, mais toujours d'un très grand intérêt. On peut dire que c'est dans le cours de la phtisie chronique que l'utilité de la percussion se manifeste avec le plus d'évidence ; car c'est grâce à ce procédé d'examen que nous pouvons, le plus sûrement et avec le plus de précision, déterminer l'importance des foyers d'infiltration, leur étendue, leur profondeur, tous éléments sur lesquels nous avons l'habitude de faire reposer le pronostic.

La tuberculose ne modifie la sonorité pulmonaire qu'à partir du moment où les tubercules sont agglomérés et forment des masses d'un certain volume. Mais cette agglomération ne survient, dans la phtisie chronique à marche régulière et lente, qu'à une période relativement tardive de l'évolution. Avant que cette agglomération se produise, il se passe des mois, il peut se passer des années pendant lesquels le tubercule existe sous la forme embryonnaire et microscopique, disséminé et comme éparpillé le long des bronches et des vaisseaux. Sous cette forme, il ne modifie pas assez les qualités physiques du parenchyme pour qu'il puisse en résulter des modifications appréciables du son, non plus que des vibrations vocales. Mais ce n'est pas une raison pour renoncer à faire le diagnostic de la tuberculose à cette période et nous verrons plus loin que, même quand la palpation et la percussion ne donnent que des résultats négatifs, l'auscultation fournit les éléments suffisants de ce diagnostic.

Ce n'est pas d'ailleurs brusquement que la tuberculose franchit ses étapes ; pour passer de l'état embryonnaire à l'état adulte et de la période de germination à celle de conglomération, elle procède d'une manière graduelle et par transitions insensibles ; graduelles aussi sont les transformations du son. Celles-ci ne portent même pas d'abord sur l'intensité ; ainsi que

Woillez en avait fait la remarque, on peut ne constater pendant un certain temps qu'une élévation de la tonalité; à mesure que la conglomération fait des progrès, la diminution du son vient s'ajouter à cette première anomalie et la submatité est alors constituée. Quand les masses tuberculeuses sont plus considérables et plus profondes et que le parenchyme est transformé, sur une assez grande étendue, en un bloc solide, c'est de la matité que l'on observe et souvent une matité *absolue*.

Ces signes de percussion n'ont en eux-mêmes rien de spécial, mais ils empruntent à leur localisation topographique une signification très précise et une valeur diagnostique très grande. Quelles que soient les exceptions que souffre la loi anatomique posée par Louis, la prédilection des tubercules pour le lobe supérieur du poumon n'en est pas moins un fait très général, on peut presque dire constant dans la forme chronique de la phtisie. D'un autre côté, les affections qui pourraient donner lieu aux mêmes signes que la tuberculose ne se localisent que très exceptionnellement au sommet, d'où cette conclusion : toute submatité ou matité circonscrite dans la région sous-clavière ou dans la fosse sus-épineuse est un signe presque infaillible de tuberculose, à la phase de conglomération.

Le *ramollissement des tubercules* ne déter-

mine aucun signe de percussion nouveau ; ceux
de la période précédente persistent.

Les *cavernes* donnent lieu très généralement
à de la matité. Quand elles sont très spacieuses,
très superficielles et vides de liquides, elles peuvent donner lieu à un son tympanique analogue
à celui du pneumothorax. Mais le fait peut être
considéré comme rare et, même quand les conditions que je viens d'indiquer sont réalisées, ce
que l'on observe, de préférence au tympanisme,
c'est le bruit de *pot fêlé*, qui n'est qu'une variété
de la matité.

Le bruit de pot fêlé, en effet, est un bruit peu
sonore, bref, à tonalité élevée : ce sont les caractères constitutifs de la matité ; il en possède
encore un autre qui lui donne sa physionomie
propre, c'est son timbre, très différent de celui
des autres bruits de percustion, assez analogue,
ainsi que son nom l'indique, à celui que l'on
obtient en frappant avec le doigt sur un vase
fêlé.

La recherche de ce signe physique nécessite
quelques précautions : il faut que le malade
garde la bouche ouverte ; la percussion doit être
pratiquée sous la clavicule, à la fin de l'expiration ; le choc doit être assez fort et surtout unique
et il est bon que, dès que le choc a été donné,
tout contact soit immédiatement supprimé entre
le doigt et le thorax. C'est un bruit qui n'est

d'ailleurs pas constant ; il se montre un jour et n'existe plus le lendemain, sans qu'il soit possible de dire avec certitude les causes de son apparition et de sa disparition ; il est logique cependant d'incriminer soit les variations de quantité du liquide contenu dans la caverne, soit les communications plus ou moins faciles de cette dernière avec les canaux bronchiques.

La matité la plus forte qui puisse être constatée au niveau du thorax est fournie par les *épanchements liquides de la plèvre*. Quand ceux-ci atteignent une certaine épaisseur, le son est absolument aboli (matité hydrique).

Dans toute *pleurésie*, sauf dans le cas de pleurésie partielle et enkystée, la matité est à son maximum à la région postéro-inférieure du thorax et diminue graduellement à mesure qu'on s'élève, mais sans cesser d'être de la matité. La limite supérieure de l'épanchement est marquée par une ligne au niveau de laquelle, brusquement et sans transition, la matité fait place à l'hypersonorité. Dans les premiers jours de la pleurésie, l'épanchement, restant fixé en arrière par le réseau fibrineux qui l'enveloppe, est limité supérieurement par une ligne courbe parabolique (Damoiseau). L'axe de la parabole, qui représente la partie la plus déclive de la cavité thoracique dans le décubitus dorsal, correspond assez bien à l'angle postérieur des côtes. Le sommet de la ligne parabolique est dirigé vers l'angle inférieur de l'omoplate ; sa branche postérieure vient rejoindre très bas la colonne vertébrale ; sa branche antérieure se dirige en avant, vers l'union des cartilages costaux au sternum. Dans ces conditions, le liquide forme véritablement une sorte de gâteau collé à la face postéro-externe du poumon et mérite bien le nom de *pleurésie en galette* que lui donnait Lasègue ; c'était, d'après ce médecin, la forme commune de la pleurésie rhumatismale. Mais, le plus habituellement, ce n'est là qu'un degré de la pleurésie ; au fur et à mesure que l'épanchement augmente, la matité occupe une surface de plus en plus étendue : sa limite supérieure est encore marquée par une ligne parabolique, seulement l'extrémité postérieure de cette ligne est située de plus en plus haut sur le rachis, et son extrémité antérieure est portée de plus en plus en avant. Mais, quand la matité arrive à se percevoir dans la région mammaire, la ligne parabolique disparaît et le niveau supérieur du liquide devient à peu près horizontal : c'est la preuve que l'épanchement est déjà très abondant.

A tous les moments de la pleurésie, il est intéressant d'explorer la totalité du thorax et notamment la région sous-claviculaire ; c'est là que l'on trouve la variété de tympanisme que l'on désigne sous le nom de *skodisme* ou *bruit skodique* et qui est une des formes de la sonorité supplémentaire. Ce tympanisme est quelquefois de tonalité grave, bien plus souvent de tonalité aiguë ; mais je me hâte d'ajouter que ces derniers caractères n'offrent qu'un intérêt purement théorique : on n'en peut tirer aucune conclusion ni sur le volume de l'épanchement, ni sur la qualité du liquide, ni sur la nature de la pleurésie, ni sur l'état du poumon ou le degré de participation de cet organe à la maladie. Et cependant la constatation du tympanisme lui-même est importante, parce qu'il fait partie du syndrôme physique de la suppléance et que les variations de ce syndrôme donnent des indications que l'on attendrait vainement de l'étude isolée de chacun des signes qui le constituent.

La disparition graduelle du tympanisme, au-dessous de la clavicule et sur cet os, est, en général, l'indice d'un épanchement très considérable ; aussi peut-on constater en même temps des symptômes d'une grande importance : voussure considérable et générale du côté malade, abaissement du foie, si la pleurésie siège à droite, déplacement du cœur et disparition du tympanisme dans l'espace semi-lunaire de Traübe, si elle siège du côté gauche.

Ce dernier signe, effacement de l'espace de Traübe, est un de ceux qui ont le plus de valeur au point de vue de l'appréciation de la

quantité du liquide. Cependant M. Jaccoud indique deux causes d'erreur qu'il est utile de rappeler : une pleurésie partielle et enkystée de la
région sous-mammaire gauche détermine de la
matité dans tout ou partie de l'espace semi-
lunaire ; mais la conservation ou l'exagération
de la sonorité dans les autres régions du thorax,
l'existence d'une voussure circonscrite, peuvent
mettre sur la voie du diagnostic. La présence
de fausses membranes dans la partie antérieure
du cul-de-sac costo-diaphragmatique, produisant
ce que M. Jaccoud appelle la symphyse phréno-
costale, peut aussi substituer la matité au
tympanisme dans l'espace de Traübe, mais, en
pareil cas, s'il n'y a pas de rétraction de la paroi,
il n'y a pas du moins de voussure ; les espaces
intercostaux sont déprimés et leur dépression
s'accuse davantage à chaque inspiration ; il est
donc possible, grâce à une inspection attentive,
de reconnaître la cause véritable de l'anomalie.

Il va sans dire que tous les liquides pathologiques déversés dans la plèvre donnent les
mêmes signes de percussion que les épanchements séro-fibrineux de la pleurésie. Les *épanchements hémorrhagiques* ou *purulents* ne
donnent lieu sous ce rapport à aucune considé-
ration spéciale. Seuls, les *épanchements séreux*
offrent quelques particularités : d'abord ils sont
souvent bilatéraux, bien que cela soit beaucoup

moins commun qu'on ne l'a dit ; puis, n'étant
retenus par aucun réticulum fibrineux, ils sont
libres dans la cavité pleurale et se déplacent
dans les diverses attitudes du malade, de telle
sorte que, lorsque celui-ci prend la position dite
à quatre pattes, la matité quitte la région postérieure du thorax pour se montrer à la partie
antérieure. Je me hâte d'ajouter que le diagnostic
de ces épanchements repose d'ailleurs sur un
assez grand nombre de signes pour que le médecin puisse dispenser son malade et se dispenser lui-même d'une gymnastique fatigante
et quelque peu ridicule.

La résorption graduelle de l'épanchement
pleurétique n'est pas suivie, comme on pourrait
le croire au premier abord, de la réapparition
immédiate de la sonorité pulmonaire ; quelque
rapide qu'ait été l'évolution de la pleurésie, et
quelque complète que soit sa guérison, il reste,
au moins dans les parties inférieures du thorax,
une zone au niveau de laquelle on retrouve,
pendant un temps plus ou moins long, de la
matité absolue ou de la submatité ; dans cette
même zone, le frémitus vocal est diminué et le
murmure vésiculaire affaibli. Pour les pleurésies de courte durée, cet état est temporaire et,
au bout de quelques semaines ou de quelques
mois, on observe le retour à l'état normal ; mais
pour celles qui ont duré plus longtemps et dont.

la guérison entraîne les déformations thoraciques dont j'ai parlé plus haut, il est de règle
que la sonorité reste abolie ou très affaiblie, soit
seulement à la base, soit dans la presque totalité
du côté affecté. C'est là une particularité dont il
faut tenir compte, dans le diagnostic des affections thoraciques, chez une personne qui a été
précédemment atteinte d'une pleurésie.

CHAPITRE V

—

AUSCULTATION

I. AUSCULTATION DE LA RESPIRATION

L'auscultation a pour objet la recherche des bruits qui se passent dans la poitrine. L'auscultation immédiate, faite par l'oreille directement appliquée sur le thorax, est la seule usitée aujourd'hui ; on n'emploie guère le stéthoscope (auscultation médiate) que pour l'exploration de certaines régions inaccessibles à l'oreille, telles que la fosse sus-claviculaire.

RÈGLES GÉNÉRALES

Les règles générales de l'auscultation peuvent être formulées en quelques mots :

Prendre la position la plus favorable et la moins fatigante.

Faire coucher le malade sur le dos, pour l'auscultation de la région antérieure et, pour celle de la région postérieure, le faire asseoir sur son lit, les mains portées en avant ; n'ad-

mettre entre l'oreille et le thorax que l'interposition de la chemise ou d'un linge souple et fin ;
supprimer, en tout cas, les vêtements trop
épais ou susceptibles de produire des bruits par
leurs froissements.

Demander au malade de respirer par la bouche et non par le nez, et obtenir de lui — ce
qui n'est pas toujours facile — qu'il fasse des
respirations profondes, régulières, égales.

Ausculter toutes les régions du thorax et
comparer toujours chaque région d'un côté à la
région homologue du côté opposé.

Adopter pour l'auscultation une méthode invariable au point de vue de l'ordre des recherches : d'abord, faire abstraction des bruits
étrangers à la respiration et concentrer toute
son attention sur le murmure vésiculaire, en
constater la présence ou l'absence, les qualités
normales ou anormales ; puis inversement, faire
abstraction du murmure vésiculaire et écouter
exclusivement les bruits adventices, en déterminer la qualité, le siège, l'étendue. Cette dissocia-
tion systématique est indispensable ; celle qui
consiste à étudier séparément l'inspiration et
l'expiration et à comparer chacune d'elles dans
les points symétriques des deux côtés n'est pas
moins nécessaire : ce n'est qu'à cette condition
qu'on peut percevoir les nuances quelquefois
très délicates qui les distinguent.

ÉTAT PHYSIOLOGIQUE

Quand on ausculte le thorax d'un homme en bonne santé, on entend un bruit particulier auquel on donne le nom de bruit respiratoire pulmonaire (Laënnec), bruit ou murmure vésiculaire ou, plus simplement, respiration.

Une respiration, en tant que phénomène stéthoscopique, est l'ensemble des deux bruits correspondant à l'inspiration et à l'expiration. Elle doit être envisagée d'abord dans son rhythme ; elle présente à étudier ensuite les trois qualités de tout bruit musical : l'intensité, la tonalité et le timbre.

1. Rhythme. — Le rhythme de la respiration, sur un thorax sain et à l'état de repos, est assez régulier ; les deux temps se suivent à intervalles à peu près égaux, séparés l'un de l'autre par un court silence. La durée des deux temps est inégale, l'inspiration étant environ trois fois plus longue que l'expiration. Chacun des deux temps se manifeste par un bruit continu ; la seule interruption est le silence qui a lieu entre la fin du premier bruit et le commencement du second.

Sous l'influence de l'exercice ou de certaines émotions, il se produit un état respiratoire particulier qu'on appelle l'*essoufflement* ; ce qui caractérise cet état, c'est l'accélération de la respiration : au lieu de 16 respirations par minute (chiffre normal chez l'adulte), il s'en fait 25 ou 30 ; la durée de chacun des deux temps est abrégée, sans que leur rapport soit modifié sensiblement ; le silence qui les sépare est aussi plus court, et l'expiration commence à se faire entendre dès que l'inspiration est terminée, sans intervalle appréciable.

La respiration étant un acte en partie volontaire, le malade peut, jusqu'à un certain point et pendant un certain temps, accélérer sa respiration, la ralentir ou la rendre irrégulière ; il faudra donc, dans l'appréciation des modifications du rhythme que l'on pourra observer, tenir compte de l'intervention possible de la volonté.

2. Intensité. — L'intensité du murmure vésiculaire est en rapport avec l'ampleur des mouvements d'expansion thoracique et, comme ce dernier élément est soumis aussi en partie à l'action de la volonté, le sujet que l'on ausculte peut à son gré modifier l'intensité du murmure. Des respirations énergiques et profondes peuvent doubler ou tripler le bruit que produisent des respirations faibles et superficielles. Mais d'autres causes font varier l'intensité du bruit perçu : il est, en général, plus marqué chez l'enfant (respiration puérile) que chez l'adulte ; il est d'autant plus fort que les parties molles de la poitrine (muscles ou tissu graisseux) sont moins épaisses. Très intense sous la clavicule, dans la région axillaire et dans celle de la base, il l'est moins dans la région mammaire et présente son minimum dans la fosse sus-épineuse. Il est, en général, plus intense du côté droit que du côté gauche, sans doute à cause de la différence de calibre des deux grosses bronches. Sous le rapport de l'intensité, les deux temps sont à peu près égaux ; cependant le murmure inspiratoire est un peu plus fort que l'expiratoire.

3. Tonalité. — C'est un élément dont on n'a généralement pas l'habitude de tenir compte et qui pourtant ne manque pas d'importance (Graucher, *Mal. de l'App. resp.*, p. 67). A l'état normal, l'inspiration, d'après M. Prat, donne le *ré* de la corde libre du violon et l'expiration le *do* au-dessous ; il y aurait donc une différence d'un ton entre les deux temps. La tonalité est beaucoup plus fixe que l'intensité ou le rhythme et indépendante de ces deux éléments ; aussi le malade est-il incapable de la modifier.

4. Timbre. — Le murmure vésiculaire est un bruit *doux* et *moelleux*. On peut, avec Laënnec, le comparer « à celui d'un soufflet dont la soupape ne ferait aucun bruit, ou mieux encore à celui que fait entendre à l'oreille nue un homme qui, pendant un sommeil profond mais paisible, fait de temps en temps une grande inspiration ».

Comme la tonalité, le timbre est fixe et indé-
pendant de l'intensité. On peut exagérer à volonté la force du murmure vésiculaire, sans en
altérer la douceur. En revanche, c'est souvent la
première des qualités de la respiration qui se modifie, sous l'influence des lésions les plus minimes.

Les qualités du murmure vésiculaire étant
connues, il reste à savoir quel est le lieu où il
se produit. Je ne pense pas qu'il soit utile de
relater ici les nombreuses discussions dont cette
question a été l'objet. Aujourd'hui, tout le
monde à peu près est d'accord sur les points les
plus importants : le murmure vésiculaire ne
résulte pas de la propagation des bruits produits par le passage de l'air dans l'arrière-gorge
(Chomel, Beau), ou dans le larynx (Spittal); il
naît dans l'épaisseur même du poumon ; le
frottement de l'air contre les parois des dernières
divisions bronchiques produit un bruit qui vient
se renforcer dans les culs-de-sac alvéolaires
(Woillez); peut-être aussi le déplissement des
vésicules y prend-il une certaine part (Barth et
Roger). Ce qu'il y a de certain et ce qu'il importe d'établir, c'est que les bruits qui naissent
au-dessus du poumon (bruits laryngés et tra-
chéo-bronchiques) trouvent dans le poumon lui-
même une barrière qu'ils ne franchissent pas;
on ne les perçoit pas à l'état physiologique,
quelle que soit la force de la respiration.

ÉTAT PATHOLOGIQUE

La respiration peut être altérée dans chacun de ses caractères physiques. Elle peut être supprimée et remplacée par des bruits qui ont une autre origine qu'elle et d'autres caractères. — Le murmure vésiculaire ou le souffle qui s'est substitué à lui peuvent être accompagnés et plus ou moins couverts par des bruits surajoutés (râles, frottements, etc.). Je passerai donc en revue :

Dans un premier chapitre : les respirations anomales : anomalies de rhythme, d'intensité, de timbre, de tonalité.

Dans un second chapitre : les souffles.

Dans un troisième chapitre : les bruits adventices.

I. RESPIRATIONS ANOMALES

1. Anomalies de Rhythme. — Il faut entendre par là toutes les modifications portant sur la fréquence des respirations, sur la continuité de chacun des deux temps, sur leur durée relative.

A. Fréquence. — Les anomalies de fréquence sont plutôt du ressort de l'œil que de celui de l'oreille ; l'accélération et le ralentissement des mouvements respiratoires ont déjà été signalés au chapitre de l'inspection et il serait sans intérêt d'y revenir ici.

B. **Continuité**. — Les anomalies de continuité, au contraire, relèvent uniquement de l'auscultation ; voici en quoi elles consistent : au lieu de se faire d'une seule venue et sans interruption, le bruit respiratoire est coupé par de petits silences et comme scindé en deux ou trois temps. C'est ce que Raciborski, qui a étudié le premier ce phénomène, a désigné sous le nom de *respiration saccadée*.

Les saccades occupent l'inspiration beaucoup plus souvent que l'expiration ; elles sont même rares dans cette dernière. Leur siège de prédilection est le sommet et surtout la région sous-clavière gauche.

Les auteurs ne sont pas d'accord sur l'importance qu'il faut apporter à la respiration saccadée ; Raciborski, Bourgade, Hérard et Cornil, Péter, la considèrent comme un signe de tuberculose, voire même comme le plus précoce, sinon comme le plus sûr. Colin fait de la respiration saccadée une variété de frottement pleurétique et un symptôme de pleurésie. Barth et Roger avaient émis déjà une opinion analogue : après avoir dit que ce signe physique « était constaté quelquefois dans la pleurésie chronique avec adhérences des plèvres », ils ajoutaient que « il se lie assez souvent à ces affections tuberculeuses si fréquemment accompagnées de pleurésies partielles du sommet du poumon » ; ils semblent donc faire des adhérences pleurales, la condition *sine qua non* de la respiration sacca-dée. M. Potain, sans nier que les saccades puissent être un signe des périodes du début de la tuberculose, fait remarquer qu'elles coïncident bien souvent avec les mouvements du cœur et qu'elles se font d'autant mieux entendre que, la respiration étant ralentie, les systoles cardiaques sont plus fréquentes et plus énergiques. Elles ne seraient donc souvent que des variétés de bruits extra-cardiaques.

Il est certain que la respiration saccadée est un phénomène tellement fréquent qu'il est presque banal; si on le trouve chez des tuberculeux, on le constate souvent aussi chez des gens absolument indemnes de phthisie ; aussi pensons-nous, avec M. Grancher, que ce signe physique ne prend une réelle importance que s'il est accompagné de quelque autre anomalie, telle que rudesse ou affaiblissement du murmure vésiculaire. Quant à attendre, comme le recommandent Barth et Roger, « pour que le soupçon se change presque en certitude qu'il y ait simultanément de la matité et une dépression des parois thoraciques au point correspondant », il va de soi que, lorsque ces signes existent, on n'a que faire de la respiration saccadée pour établir le diagnostic.

C. Durée. — La durée totale d'une respiration

complète (inspiration et expiration) dépend naturellement du degré de fréquence de ces respirations. L'auscultation est inutile pour l'appréciation de ces anomalies qui souvent d'ailleurs
n'ont rien de pathologique ; mais il n'en est
pas de même quand il s'agit de la durée relative
des deux temps de la respiration.

Les changements de durée de l'inspiration ont
été peu étudiés et il faut reconnaître qu'ils sont
de peu de secours pour le diagnostic. La *brièveté
de l'inspiration* est de beaucoup la plus fré-
quente de ces anomalies, et elle est presque
toujours accompagnée de quelque autre modification du murmure vésiculaire : la respiration
faible, la respiration rude et surtout l'expiration
prolongée. On peut même affirmer que cette
dernière association est presque la règle et,
dans beaucoup de cas où l'on dit que l'expiration
est très prolongée, il serait presque aussi juste
de dire que l'inspiration est très abrégée.

L'inspiration courte n'a d'ailleurs pas d'autre
signification que les autres anomalies auxquelles
elle est liée et il serait oiseux de lui consacrer
une séméiologie propre. Je tenais seulement à
affirmer son existence.

Tout autre est l'importance de l'*expiration
prolongée*. L'expiration prolongée se définit
d'elle-même. Cette anomalie, comme les autres,
comporte des degrés : la durée de l'expiration

pouvant se rapprocher plus ou moins de celle de l'inspiration, lui devenir égale ou même la dépasser sensiblement; de telle sorte que le rapport chronologique des deux temps de la respiration se trouve interverti. Toutefois, dans l'appréciation de ce signe physique, il faut tenir compte, ainsi que je viens de le dire, des modifications de l'inspiration qui, d'ordinaire, perd en durée ce que gagne l'expiration.

L'expiration prolongée est symptomatique de deux affections, l'emphysème et la tuberculose, et elle s'y montre avec des caractères particuliers.

A peu près constante dans l'*emphysème*, elle y présente des foyers maxima en rapport avec les parties du poumon qui sont les sièges préférés de cette affection ; mais le plus souvent on la perçoit dans toutes les régions du thorax. En même temps qu'elle est *prolongée*, l'expiration est *rude* et ces deux anomalies coïncident presque toujours avec une troisième qui est la faiblesse de l'inspiration. Si l'on joint, à ces signes stéthoscopiques, l'augmentation du son et la diminution du frémitus vocal, on obtient le syndrome le plus complet de l'emphysème pulmonaire dégagé de toute complication.

Dans la *tuberculose*, l'expiration prolongée occupe un espace plus circonscrit qui est la région du sommet. Comme dans l'emphysème, elle est toujours accompagnée de rudesse du murmure vésiculaire ; cette seconde anomalie porte sur les deux temps de la respiration ou seulement sur l'expiration ; dans quelques cas, en même temps que l'expiration est rude et prolongée, l'inspiration est affaiblie.

L'expiration prolongée constitue un excellent signe de la tuberculose, mais non, comme l'ont dit certains auteurs, un de ses premiers signes. Il n'est pas exact de dire, avec Barth et Roger, par exemple, qu' « elle paraît assez fréquemment avant tout autre signe stéthoscopique » c'est l'inverse qui est la règle presque invariable. Ce qui prouve d'ailleurs que ce signe physique est relativement tardif, c'est qu'il est très souvent associé avec une diminution appréciable du son ; quand la submatité n'existe pas en même temps qu'elle, on peut prévoir en tout cas qu'elle ne tardera pas à apparaître et, avec elle, l'augmentation des vibrations. Il s'agit donc ici d'un signe qui accompagne ou qui précède de très peu la conglomération des tubercules et on sait que ce fait anatomique ne peut plus être considéré comme marquant le début de la phthisie chronique.

2. Anomalies d'Intensité. — A. Respiration forte (exagérée, puérile, supplémentaire). — La respiration forte est celle qui est simplement augmentée d'intensité, les autres caractères restant normaux. Elle n'est que l'exagération de l'état normal et implique la suractivité fonctionnelle des parties sous-jacentes, en d'autres termes la *suppléance*. Elle n'est donc que le symptôme indirect d'une lésion éloignée, qu'elle invite à chercher. L'intensité de la respiration étant, comme je l'ai dit, variable suivant l'âge, le sexe, le degré d'embonpoint des individus, et aussi suivant le plus ou moins d'énergie des mouvements respiratoires, les modifications pathologiques de cette intensité, dans un cas donné, ne pourront ressortir que d'auscultations comparatives des deux côtés de la poitrine et des diverses régions de chaque côté.

La respiration forte peut occuper indifféremment toutes les régions de la poitrine, la région moyenne et la base pour une lésion du sommet, le sommet pour une lésion de la base.

Quand la maladie est assez importante pour supprimer ou compromettre gravement la fonction d'un des deux poumons, comme en cas d'épanchement considérable, l'autre côté entre en suppléance et devient le siège de la respiration forte.

La respiration forte ne donnant que la notion de la suppléance, ne peut rien indiquer quant à la nature de la maladie. On la rencontre dans la *pneumonie*, la *bronchopneumonie*, les *infiltrations tuberculeuses*, les *tumeurs* et, d'une manière générale, dans toutes les affections des bronches, des poumons ou des plèvres qui peu-

vent, à un moment donné, entraver le fonctionnement d'une partie du poumon. De toutes ces
maladies, la *pleurésie* est celle qui réalise cette
condition le plus communément et le plus complètement, aussi est-ce avec elle que la respiration forte coïncide le plus souvent.

Ce signe physique se montre, dans le cours
de la pleurésie, dès que l'épanchement est assez
abondant pour exercer une compression sur le
poumon. Elle occupe toutes les régions de la
poitrine au-dessus de l'épanchement, mais est
surtout marquée dans l'extrême sommet, fosse
sus-épineuse et région sous-clavière.

La respiration forte n'existe que dans le cas
de *suppléance parfaite* et implique nécessairement l'intégrité des parties du poumon qui lui
donnent naissance. Aussi coexiste-t-elle toujours
avec deux autres symptômes : l'exagération du
son et l'exagération des vibrations vocales
(schème n° 1 de M. Grancher).

B. **Respiration faible.** — Pour qu'elle constitue
un signe morbide, il faut que la respiration
faible existe sur un point ou dans une région du
thorax, à l'exclusion des autres, ce dont on ne
peut se rendre compte que par une suite d'auscultations comparatives ; ou bien, si elle est
généralisée, il faut que l'on s'assure qu'elle
n'est pas le fait d'un développement excessif du
tissu graisseux sous-cutané ou d'une limitation

consciente ou inconsciente de l'étendue des mouvements respiratoires.

Comme toute valeur relative, la respiration faible comporte des degrés que nous ne pouvons désigner que par des formules vagues : respiration légèrement affaiblie, faible, très faible.

La respiration faible peut être symptomatique de certaines affections des voies aériennes supérieures, capables de s'opposer au libre accès de l'air ; les *maladies du larynx* (croup, tumeurs, œdème de la glotte), les *rétrécissements de la trachée*, la compression de ce canal par un goître, par une tumeur ganglionnaire ou anévrysmale, peuvent donner naissance à ce signe physique, qui existe alors des deux côtés à la fois. Ceci est déjà un fait important pour le diagnostic ; les signes propres aux maladies du larynx, la forme spéciale de dyspnée avec cornage dans le cas de compression ou de rétrécissement de la trachée, la présence de ganglions constatés par la vue dans la région cervicale ou par la percussion dans la région thoracique, l'auscultation du cœur et des gros vaisseaux permettront, suivant les cas, de préciser les causes de cette faiblesse respiratoire généralisée.

Il n'y a d'ailleurs qu'une seule affection du poumon qui puisse affaiblir partout à la fois le murmure vésiculaire, c'est l'*emphysème pulmonaire*. Encore, en pareil cas, est-il bien rare

que la respiration soit faible partout au même
degré ; et puis, lorsqu'elle est symptomatique
de l'emphysème, la respiration faible est habituellement accompagnée des signes que j'ai déjà
indiqués (déformations, sonorité exagérée, diminution des vibrations), sans compter les autres
signes stéthoscopiques sur lesquels j'aurai à revenir.

Au lieu d'être étendu aux deux côtés de la
poitrine, l'affaiblissement de la respiration peut
n'en occuper qu'un, mais l'occuper entièrement.
En pareil cas, on peut encore penser à l'*emphysème pulmonaire* ; mais l'emphysème purement
unilatéral est tout à fait exceptionnel, au moins
à titre d'affection primitive ; le cas échéant, on
retrouverait la respiration faible associée, comme
ci-dessus, aux autres signes de l'emphysème.

L'obstruction d'une grosse bronche par un
corps étranger ou par les moules de la bronchite
pseudo-membraneuse, la compression d'un tuyau
bronchique par une tumeur ganglionnaire ou
autre, peuvent donner lieu au même signe. En
pareil cas, les vibrations vocales peuvent être
diminuées dans les mêmes proportions que le
murmure vésiculaire et pour les mêmes raisons,
mais le son reste normal. On se trouve ainsi en
présence d'un syndrôme nouveau qui ne peut
guère s'expliquer que par l'obstruction ou l'aplatissement d'une grosse bronche, et la dyspnée

plus ou moins considérable que ne peut manquer de produire une pareille lésion achève de donner à ce syndrôme physique sa véritable signification.

La respiration faible unilatérale s'observe encore, en dehors de toute maladie du poumon, dans certains cas de *névralgie intercostale* et de *pleurodynie;* elle résulte alors de l'immobilisation instinctive d'un côté du thorax sous l'influence de la douleur. Le diagnostic se fait aisément d'après l'aspect du malade qui fait effort pour suspendre sa respiration et dont l'anxiété est presque caractéristique ; il se fait à l'aide de l'inspection locale qui permet de constater l'immobilité relative des côtes et le défaut d'ampliation du côté malade ; il est confirmé enfin par les résultats négatifs des autres procédés d'exploration, le son et les vibrations restant dans l'état physiologique.

J'ai examiné les cas où la respiration faible se faisait entendre dans toute la poitrine et ceux où elle occupait un seul côté ; beaucoup plus nombreux sont les cas où ce signe physique est plus limité et n'est perçu que dans une région circonscrite d'un des côtés du thorax.

La respiration faible est un des signes les plus habituels de la *pleurésie* avec épanchement ; c'est dans les régions postéro-inférieures de la poitrine qu'on la trouve alors et, suivant l'abon-

dance du liquide, elle occupe une étendue plus
ou moins considérable. Elle peut coïncider avec
d'autres signes d'auscultation et, pendant qu'on
la perçoit dans les parties les plus déclives de
l'épanchement, on peut entendre au-dessus d'elle
du souffle pleurétique, de l'égophonie, etc.; mais
assez souvent aussi elle constitue le seul signe
stéthoscopique de la pleurésie. En pareil cas,
le diagnostic ne peut être établi que par la recherche du syndrome complet. Or, dans toute
pleurésie avec épanchement, il existe de la matité et les vibrations vocales sont abolies ou très
diminuées.

Le syndrome ainsi constitué pourrait être considéré comme pathognomonique des épanchements pleurétiques, s'il ne se rencontrait dans
les *symphyses pleuro-pariétales* avec fausses
membranes épaisses qui font suite à ces épanchements. Quand on observe un malade, quelques semaines après une pleurésie, il est ordinairement très difficile de savoir si le liquide est
complètement résorbé ou s'il en persiste encore;
les signes physiques peuvent être identiques
dans les deux cas et la ponction exploratrice est
le seul moyen de résoudre la question.

Les *symphyses pleuro-viscérales* qui ne sont
que de simples soudures de la plèvre, sans épaississement de ses feuillets, ne modifient ni le son
ni les vibrations, mais elles donnent aussi nais-

sance à la respiration faible. La faiblesse du murmure vésiculaire contraste souvent d'une manière singulière avec l'énergie des mouvements respiratoires et l'ampleur de la dilatation thoracique, car l'immobilisation du diaphragme par les adhérences entraîne l'exagération du type respiratoire costal. Cette disproportion entre l'étendue de l'incursion thoracique et la force du murmure vésiculaire est désignée par M. Grancher sous le nom de *respiration faible discordante*.

Certains *états congestifs* des poumons ont pour effet d'affaiblir, quelquefois dans une très notable proportion, le murmure vésiculaire : cet affaiblissement est un des signes les plus habituels, avec ou sans râles concomitants, de la congestion hypostatique des typhiques, de la congestion œdémateuse qui se développe dans le cours de l'asystolie.

La respiration faible se rencontre encore très fréquemment dans la *tuberculose* et à toutes les périodes de cette maladie. Dans la période de ramollissement et dans celle de cavernes, la faiblesse respiratoire est d'une interprétation difficile ou impossible ; trop de lésions sont présentes à la fois, symphyses pleurales, indurations pulmonaires, catarrhe bronchique, tumeurs ganglionnaires, pour que l'on puisse déterminer ce qui revient à chacune d'elles dans l'ensemble souvent très compliqué des signes que l'on perçoit. Mais la respiration faible est aussi un signe des périodes moins avancées. Ce n'est pas ici le lieu de discuter ce qu'il faut entendre par le premier degré de la tuberculose chronique; je me bornerai à dire que la respiration faible est ordinairement précédée pendant un temps plus ou moins long d'autres signes stéthoscopiques, qu'elle coïncide presque toujours avec un certain degré de submatité et une légère augmentation des vibrations vocales. Ce signe physique constitue donc un bon signe de la tuberculose, mais il n'est pas exact, comme on l'a dit, qu'il appartienne au début de cette maladie; lorsqu'il apparaît, les tubercules sont à l'état adulte et sont en voie de *conglomération*.

Je ne rappellerai que pour mémoire d'autres affections, telles que les *tumeurs pleuro-pulmonaires* (cancers, kystes hydatiques, etc.), qui peuvent donner lieu à la respiration faible. En général, le diagnostic de pareilles affections repose beaucoup moins sur les résultats de l'exploration locale que sur les signes tirés de l'état général du malade, de l'évolution de la malade, des caractères de l'expectoration, etc.

C. **Respiration nulle.** — Toutes les maladies dans lesquelles nous venons de voir qu'on trouvait la respiration faible peuvent, lorsque les lésions anatomiques sont plus accusées, donner naissance à la respiration nulle. Il serait donc

superflu d'étudier la valeur séméiologique de ce
signe dans tous les cas où il peut se présenter ;
mais il est deux maladies dont il n'a pas été
question à propos de la respiration faible et qui
doivent trouver ici leur place, je veux parler du
pneumothorax et de la pneumonie massive.

La respiration nulle est, en effet, un signe
stéthoscopique fréquent du *pneumothorax* et de
l'*hydropneumothorax*. Il va sans dire que le
diagnostic ne saurait ici se passer du concours
des autres méthodes d'exploration et que la constatation du son tympanique est indispensable
pour donner à cette suppression du murmure
vésiculaire sa véritable signification.

Mais j'ai dit ailleurs (p. 59) que certaines
circonstances pouvaient faire varier dans le
pneumothorax la qualité du son et que le tympanisme pouvait être remplacé par de la submatité. Dans des cas de ce genre, l'erreur serait
plus facile, mais il y a un précepte pratique qui
permet de l'éviter : lorsque l'oreille ne perçoit
absolument rien dans un côté de la poitrine, il
faut, quels que soient d'ailleurs les résultats de
la percussion, pratiquer la succussion hippocratique ; l'existence de la fluctuation thoracique
fixerait le diagnostic.

Une difficulté plus grande consiste à distinguer de l'épanchement pleurétique cette variété
de pneumonie qui a été décrite par M. Grancher

sous le nom de *pneumonie massive*. Les syndromes de ces deux états sont absolument identiques et constitués par l'abolition complète du son, des vibrations et du murmure vésiculaire. La dilatation du côté malade dans cette forme de pneumonie n'atteint jamais celle qu'on observe en cas d'épanchement considérable, mais elle peut être portée assez loin pour en imposer elle-même ; d'autre part, le mode de début et l'évolution n'ont rien d'assez caractéristique et aucune des deux maladies pour faire éviter une erreur dans laquelle on tombe presque fatalement et qu'on ne reconnaît qu'après avoir pratiqué une thoracenthèse sans résultat.

3. Anomalies de Tonalité. — Les anomalies de tonalité, exceptionnellement isolées, accompagnent d'ordinaire la respiration faible ou la respiration rude. Ce sont ces dernières altérations du murmure qui donnent à *l'anomalie comparée* sa véritable signification. Le changement de tonalité peut porter uniquement sur l'un des deux temps de la respiration ou sur les deux à la fois. Assez souvent, dans les bronchites, par exemple, ou dans les période de début de la tuberculose, l'inspiration devient plus grave, en même temps que l'expiration s'élève ; si bien que la différence qui existe normalement dans la tonalité des deux temps peut arriver à s'effacer.

L'élévation de la tonalité expiratoire se combine presque toujours avec l'expiration prolongée et rude, et elle arrive à son maximum quand cette dernière anomalie fait place au souffle. Quant à l'inspiration qui, d'abord, était devenue plus basse, elle reprend peu à peu sa tonalité physiologique, puis la dépasse ; « les deux bruits sont alors de beaucoup au-dessus de l'échelle normale et, que leurs rapports soient ou conservés, ou intervertis, ce qui est le cas le plus commun, la respiration anormale a disparu ; le souffle existe » (Grancher).

4. Anomalies de Timbre. — Le murmure vésiculaire qui est doux et moelleux à l'état physiologique, peut perdre ce caractère de douceur, pour donner à l'oreille la sensation d'un courant d'air passant sur des parois dures, sèches et inégales. L'anomalie ainsi produite est habituellement désignée sous le nom de *respiration rude* ; on l'appelle encore : respiration sèche, granuleuse, râpeuse, etc.

Il ne faut pas confondre la respiration rude, comme on est souvent tenté de le faire, avec la respiration forte ; car le signe en question n'a rien à voir avec l'intensité du murmure vésiculaire et peut très bien coïncider avec une respiration très affaiblie. Le meilleur moyen de le mettre en évidence est de chercher sur le thorax du malade un point où la respiration se présente

avec ses caractères normaux et de procéder ensuite par comparaison.

La respiration peut être et est très souvent rude
dans ses deux temps ; mais je crois, avec M. Grancher et contrairement à l'assertion de Barth et Roger, que la rudesse débute presque toujours par
l'inspiration et n'atteint que plus tard l'expiration. La respiration rude est, pendant quelque
temps, le seul signe stéthoscopique de la *bronchite aiguë*, puis elle fait place aux râles sibilants et ronflants. Ces deux signes, rudesse du
murmure vésiculaire et râles sonores, semblent
bien être les deux degrés d'un même phénomène
physique, car, dans certains cas, on peut saisir
sur le fait le passage de l'un à l'autre, en perce-
vant des signes qui sont plus que de la rudesse
respiratoire, qui ne sont pas encore des râles
proprement dits. Quand les râles disparaissent,
on observe de nouveau la rudesse et celle-ci persiste d'ordinaire assez longtemps, plusieurs semaines et plusieurs mois après la guérison complète de la bronchite, après la cessation de la
toux et de l'expectoration.

Presque tous, sinon tous les *états congestifs*
du poumon (congestions aiguës ou chroniques,
actives ou passives, primitives ou secondaires)
peuvent donner lieu à de la respiration rude ;
aussi n'est-il pas étonnant que la *pneumonie* la
présente comme signe à la période d'engoue-

ment. Dans ce cas, la respiration rude semble être un état de transition entre la respiration normale et la respiration soufflante, car c'est souvent par une gradation insensible que le premier de ces signes se transforme dans le second. Dans la pneumonie, comme dans la bronchite, la respiration rude se retrouve à la fin de la maladie ; seulement, à l'inverse de ce qui s'observe dans la bronchite, cette respiration rude dure peu et ne survit que quelques jours à peine à la disparition du souffle.

Il est une maladie dans laquelle la respiration rude présente une très grande valeur diagnostique : c'est la *tuberculose* et elle y revêt, suivant les circonstances, une signification différente. Dans certains cas, il s'agit de malades qui souffrent depuis assez longtemps d'une affection pulmonaire ; en pratiquant l'examen physique, on constate dans l'un des sommets une diminution plus ou moins forte du son, de l'exagération des vibrations et, en même temps, de la respiration rude. Cet ensemble de signes physiques impose une double conclusion : il s'agit, non seulement d'une tuberculose, mais encore d'une tuberculose relativement avancée, de tubercules conglomérés. La respiration rude présente ici la même signification que celle du début de la pneumonie ; elle est liée à l'infiltration et à l'induration du parenchyme.

D'autres fois, ce sont des individus qui ne toussent pas, qui n'ont même jamais toussé, mais chez lesquels un trouble quelconque de la santé générale fait penser à un début de tuberculose ; on ausculte ces malades et on constate dans un sommet de la respiration rude. Le son et les vibrations sont dans l'état physiologique ; mais la période rude, à elle seule, pourvu qu'elle soit *persistante* et bien *localisée* au sommet, autorise le diagnostic de tuberculose.

La respiration rude qui se produit dans ces dernières conditions n'a évidemment rien à voir avec l'état plus ou moins dense du parenchyme pulmonaire, puisqu'il s'agit de la période de germination, c'est-à-dire de tubercules disséminés et microscopiques ; elle n'a rien à voir non plus avec un état inflammatoire des bronches, puisque la toux fait complètement défaut. Mais il ne faut pas oublier, comme le fait remarquer M. Charcot et, avec lui, M. Grancher, que « le tubercule se développe d'abord dans le vestibule, c'est-à-dire dans cette petite dilatation de la bronchiole acineuse d'où partent les canaux alvéolaires » et produit une déformation et un rétrécissement de ce vestibule ; si la lésion, tout en étant peu accentuée, porte sur un nombre de points suffisant, on conçoit qu'il puisse en résulter un certain degré de rudesse du murmure vésiculaire.

II. SOUFFLES

Quand, par suite de certaines altérations pathologiques (congestion, hépatisation, dégénérescences, compression par des tumeurs ou des épanchements), le poumon est devenu, en totalité ou dans une de ses parties, imperméable à l'air, il en résulte deux choses : en premier lieu, la partie malade n'est plus le siège des bruits auxquels donne naissance, dans l'état physiologique, la libre entrée de l'air dans les alvéoles, le murmure vésiculaire est supprimé ; en second lieu, le tissu pulmonaire plus compact et plus dense est devenu meilleur conducteur du son et, au lieu d'étouffer et d'absorber les bruits qui se passent dans les voies respiratoires supérieures, il les transmet, plus ou moins modifiés, à l'oreille de l'observateur. C'est le bruit ainsi perçu qui constitue le *souffle*.

Le souffle n'est pas une modalité du murmure vésiculaire, il n'est pas une respiration anomale comparable à celles qui ont été étudiées plus haut ; bien au contraire, sa présence implique nécessairement l'absence de toute respiration. Il est donc inadmissible qu'on désigne un pareil phénomène sous le nom de « respiration tubaire ou caverneuse » et le mot souffle présente entre autres avantages celui de bien indiquer qu'il s'agit d'autre chose que d'un murmure vésiculaire plus ou moins modifié. Ce mot, imaginé par Laënnec, présente encore cet avantage de tenir lieu d'une définition et de bien rendre compte du phénomène auditif auquel il s'applique. L'oreille qui ausculte une poitrine normale est obligée, pour ainsi dire, de chercher le murmure vésiculaire, d'aller au-devant d'un bruit qui semblerait se passer au loin et n'aurait pas de tendance à franchir les parois de la poitrine. Quand il y a du souffle, au contraire, le bruit semble dépasser le thorax du malade et être *projeté dans l'oreille* avec une certaine force.

Comme la respiration à laquelle il se substitue, le soufle présente de très grandes variations d'intensité, de timbre, de tonalité ; mais, ces variations n'étant pas en rapport constant avec des modalités connues des altérations anatomiques, il n'y aurait aucun avantage à multiplier indéfiniment les types. Je m'en tiendrai donc à ceux qui sont adoptés par la plupart des auteurs et je décrirai successivement les souffles tubaire, caverneux et amphorique.

1. Souffle tubaire (souffle bronchique). — On a une idée assez nette du souffle tubaire en aspirant et en soufflant à travers un stéthoscope. C'est un bruit généralement assez intense, et d'une tonalité beaucoup plus élevée que n'est celle du murmure vésiculaire ; quant à son timbre, il est presque toujours très rude et répond assez exactement, suivant la remarque de Lasègue, à l'émission des voyelles A, E, O, prononcées à voix basse.

C'est dans la *pneumonie lobaire* que le souffle tubaire se rencontre avec ses caractères les plus accusés. Il s'y montre dès le début de la période d'hépatisation et est, par conséquent, précédé pendant deux jours environ par les râles crépitants de la période d'engouement. Il apparaît au centre même du foyer des râles et, à mesure qu'il occupe une étendue plus considérable, il semble écarter les râles et les refouler à sa périphérie. Quand la pneumonie a fini de s'accroître et que le foyer est complètement hépatisé, les râles disparaissent et le souffle tubaire est, pendant quelques jours, le seul signe stéthoscopique que l'on perçoive.

Le souffle tubaire de la pneumonie, assez faible au début, prend bien vite une grande intensité. C'est lui qui donne, au maximum, cette sensation de projection au dehors ou d'insufflation dans l'oreille dont parle Laënnec. Il occupe les deux temps de la respiration, mais quand il est pleinement constitué, il est plus fort pendant l'inspiration ; c'est, de tous les souffles, celui dont la tonalité atteint la plus grande hauteur.

Tous ces caractères se montrent surtout accusés au centre du foyer de pneumonie et ils y

coïncident avec une matité presque absolue et
avec des vibrations vocales très accrues. A mesure qu'on s'éloigne du centre, les trois phénomènes s'atténuent parallèlement et, au niveau
de la périphérie, lorsqu'il n'existe plus qu'une
légère submatité et que les vibrations tendent à
redevenir normales, le bruit de souffle prend
lui-même des caractères nouveaux qui méritent
de nous arrêter un instant.

Il est logique d'admettre que, dans la zone intermédiaire à l'hépatisation complète et au tissu
sain, l'exsudat inflammatoire moins abondant et
moins épais se prête à une pénétration incom-
plète de l'air et, par conséquent, à la production
d'un murmure vésiculaire affaibli. Mais, en
même temps, le tissu densifié transmet déjà
dans une certaine mesure les ondes sonores dé-
terminées par les vibrations laryngo-trachéales.
De l'association de ces deux éléments dont l'un
est né sur place et l'autre propagé, résulte un
bruit qui n'est plus le souffle, qui n'est pas encore le murmure vésiculaire, mais qui participe
des qualités de l'un et de l'autre ; à ce phénomène
complexe convient une dénomination qui rappelle sa double origine et le terme de *respiration
soufflante* peut lui être logiquement appliqué.

A ne la considérer que dans la pneumonie, la
respiration soufflante n'est donc que le degré le
plus atténué du souffle tubaire ; mais, dans

d'autres états pathologiques, elle paraît acquérir
une sorte d'autonomie, en ce sens qu'elle persiste tout le temps à l'état de respiration soufflante. C'est ainsi qu'elle est un des symptômes
habituels de la *congestion pulmonaire* et qu'on
la constate beaucoup plus souvent que le souffle
proprement dit dans les foyers de *bronchopneumonie*.

Au point de vue stéthoscopique, la *pneumonie
tuberculeuse* ne peut pas être séparée des phleg-
masies franches dont je viens de parler. Ce serait se faire illusion que de compter sur telle ou
telle particularité des signes physiques pour établir un diagnostic qui ne peut être déduit que de
l'état général du malade, de ses antécédents per-
sonnels et héréditaires, de l'évolution même de
la maladie, enfin et surtout de l'analyse bactériologique des crachats.

Les affections inflammatoires ou congestives
du poumon ne sont pas seuls à produire le
souffle tubaire et il faut citer, à côté d'elles, tous
les états pathologiques qui peuvent augmenter
la densité du tissu pulmonaire. Dans ce groupe,
le premier rang appartient sans conteste aux infiltrations tuberculeuses de la *phtisie chronique*
à marche lente.

C'est dans les cas de ce genre qu'il est le plus
facile d'étudier le souffle dans ses transformations successives. A mesure que la congloméra-

tion des tubercules fait des progrès et que le
tissu pulmonaire devient plus compact, on voit
la respiration, qui, jusqu'à un certain moment,
n'était que rude, devenir de la respiration soufflante : puis celle-ci se modifie à son tour et finit
par faire face au souffle tubaire ; en même
temps et avec un parallélisme remarquable, les
vibrations vocales s'exagèrent de plus en plus et
une matité de plus en plus forte succède à la
submatité ; de telle sorte que tous les signes concourent à assurer la précision du diagnostic anatomique et que l'on peut suivre, de jour en jour
ou de semaine en semaine, les modifications ap-
portées par la maladie dans l'état physique du
poumon.

Il est rare que le souffle tubaire qui se présente dans ces circonstances prenne une très
grande intensité et qu'il soit aussi rude et aussi
aigre que le souffle de l'hépatisation pneumonique. Cependant cela n'est pas impossible et on
aurait tort de trop compter pour le diagnostic
sur des nuances de ce genre. Le siège du souffle
a déjà une importance bien plus grande, le lieu
d'élection des infiltrations tuberculeuses étant le
sommet du poumon, tandis que les autres affections y sont relativement rares.

Les foyers étendus d'*apoplexie pulmonaire*,
les *tumeurs intra-thoraciques* solides ou liquides
capables de comprimer le poumon ou les bron-

ches, l'anévrisme de l'aorte, l'hydropéricarde (deux cas cités par Barth et Roger), l'adénopathie trachéo-bronchique, le cancer du poumon, peuvent voir figurer le souffle tubaire dans leur symptomatologie, d'une manière habituelle ou à titre d'exception. Il n'y aurait aucune utilité à faire une étude isolée de chacun de ces cas, attendu que dans aucun d'eux le souffle ne revêt de caractères particuliers et que le diagnostic ne peut être fondé que sur des considérations absolument étrangères à l'auscultation.

Bien plus intéressante est l'étude du souffle dans la *pleurésie*. Dans la forme aiguë séro-fibrineuse qu'il faut prendre pour type, parce que c'est la seule dont l'évolution est à peu près régulière, le souffle apparaît de bonne heure, dès le troisième et le quatrième jour, quelquefois même plus tôt; mais il faut aller le chercher dans une région voisine de la base et près de la gouttière vertébrale ; on trouve là un souffle doux, lointain, voilé, généralement très peu intense, occupant surtout ou même exclusivement l'expiration, ne se montrant quelquefois que quand le malade force sa respiration. En même temps que ce souffle, on constate de la matité et une grande diminution des vibrations ; mais, tandis que ces deux derniers signes marchent parallèlement et occupent la même superficie, c'est-à-dire toute la partie du thorax qui est en rap-

port avec l'épanchement, le souffle se confine à
la périphérie de la surface de matité ; au-dessous
de lui, ce que l'on constate, c'est de la respiration faible ou nulle.

Un souffle qui présente les caractères que je
viens d'indiquer s'accompagne *presque néces-*
sairement d'égophonie et tous ces symptômes
réunis imposent une double couclusion : il s'agit
d'une pleurésie et d'une pleurésie à petit épanchement.

La situation ne change guère d'ailleurs tant
que l'épanchement n'est pas devenu très abondant. La matité et la suppression des vibrations
occupent, bien entendu, une plus grande surface, le souffle et l'égophonie sont un peu plus
étalés, mais toujours en rapport avec la limite
supérieure du liquide. Il est difficile, en pareille
matière, de prétendre à une rigoureuse exactitude ; cependant on peut avancer, avec M. Dieulafoy, que, chez un adulte, le tableau clinique
ci-dessus répond à un épanchement maximum
de mille à douze cents grammes. Malheureuse-
ment, la quantité de liquide n'est pas la seule
condition qui fasse varier la symptomatologie de
la pleurésie ; il faut compter encore avec l'état
du poumon au-dessous de l'épanchement et
même avec plus ou moins d'ancienneté de la
maladie ; car un épanchement pleural qui date
de plusieurs semaines ne donne pas du tout les

mêmes signes physiques qu'un épanchement de même abondance mais qui n'existe que depuis quelques jours. Ce que je disais plus haut de l'évaluation du liquide par les signes physiques n'est applicable qu'à la pleurésie aiguë observée un petit nombre de jours après son début.

Il va de soi que le souffle doux, voilé, expirateur que je viens de décrire ne saurait être considéré comme un souffle tubaire pur, d'abord parce qu'il n'en a pas les caractères et ensuite parce que les conditions physiques dans lesquelles il se produit ne sont point celles qui réalisent le souffle tubaire. Puisque le souffle voilé peut se rencontrer avec un très petit épanchement, on ne peut pas invoquer la compression et le tassement du poumon pour expliquer que cet organe transmette les ondes sonores résultant des vibrations laryngo-trachéales. Il est vrai que la pleurésie aiguë s'accompagne presque toujours d'un état congestif du poumon et que la conductibilité de celui-ci s'en trouve accrue ; mais l'organe n'en reste pas moins perméable dans une certaine mesure et il se produit encore du murmure vésiculaire. Somme toute, il est vraisemblable que le souffle de la pleurésie n'est pas autre chose que ce que j'ai décrit plus haut sous le nom de respiration soufflante et qu'il résulte de l'association d'un reste de respiration avec un commencement de souffle. Quant au caractère doux et voilé qui lui appartient en propre, il est logique de l'expliquer, avec M. Jaccoud, par la présence du liquide qui, étalé en lame mince au-devant du poumon, fait office d'anche membraneuse.

Quand l'épanchement pleurétique atteint ou dépasse deux litres, le signe stéthoscopique que l'on constate le plus habituellement est la respiration faible ou nulle; cependant il n'est pas rare de trouver du souffle, mais, c'est alors un souffle vraiment tubaire, avec toute sa rudesse, tantôt inspirateur, tantôt expirateur, tantôt enfin occupant à peu près également les deux temps. C'est qu'ici les conditions génératrices du souffle tubaire se trouvent plus complètement réalisées, le poumon étant transformé par la compression qu'il subit en un organe presque imperméable et bon conducteur du son. Un souffle de cette nature peut s'entendre sur une surface assez considérable, mais il est surtout marqué dans la région où le poumon se trouve refoulé, c'est-à-dire entre la colonne vertébrale et l'omoplate; assez souvent même on ne l'entend que là. Les signes fournis par la palpation et la percussion restent toujours les mêmes (question d'étendue à part), mais l'égophonie est ordinairement absente, ou bien elle est remplacée par une broncho-égophonie dans laquelle le caractère chevrotant est réduit au minimum.

Enfin, quand le liquide est devenu assez abondant pour remplir toute la cavité pleurale et déplacer les organes voisins (3 à 4 litres), on peut encore rencontrer du souffle tubaire au lieu d'élection (interstice scapulo-vertébral), mais le plus souvent on ne perçoit aucun bruit. En tout cas, même quand la matité arrive jusqu'à la clavicule, il y a une chose qui ne s'observe presque jamais, c'est du souffle dans la région antérieure du thorax. Les souffles pleurétiques, voilés ou franchement tubaires ne s'entendent qu'en arrière et ne dépassent pas la ligne axillaire antérieure. Je ne parle, bien entendu, que des pleurésies ordinaires et non des pleurésies enkystées pour lesquelles il n'y a pas de règles fixes.

2. Souffle caverneux. — Le souffle caverneux ou cavitaire peut se produire toutes les fois qu'une cavité existe dans le tissu du poumon, quelle qu'en soit d'ailleurs la cause ; la seconde condition nécessaire pour que le souffle caverneux apparaisse est que la cavité pathologique soit en communication avec les bronches.

Le souffle caverneux peut être égal, sous le rapport de l'intensité, au souffle tubaire le plus violent ; mais il se distingue de celui-ci en ce qu'il est d'une tonalité beaucoup plus grave ; il est aussi moins rude ; il donne moins que lui la sensation de la projection au dehors et semble côtoyer l'oreille, suivant une expression de Lasègue, plutôt qu'il n'y pénètre. Toutefois il faut ajouter que ce n'est pas là une règle générale, car, dans certains cas, le souffle caverneux donne très nettement l'illusion d'un coup de vent qui traverse la paroi du thorax.

Le souffle caverneux s'imite facilement « en inspirant et en expirant avec force dans les deux mains disposées en cavité » (Barth et Roger) ou bien encore, suivant la remarque de M. H. Barth, « en respirant avec lenteur sur la syllabe *hou* dite à voix basse, les lèvres rapprochées et la bouche en forme d'ouverture étroite et circulaire ».

Parmi les lésions qui engendrent le souffle caverneux, les *excavations tuberculeuses* sont de beaucoup les plus fréquentes ; le siège d'élection de ces excavations étant le lobe supérieur, c'est au sommet que l'on trouve le plus habituellement ce signe physique, au moins dans la phtisie chronique ; car la tuberculose aiguë à forme pneumonique, n'ayant de prédilection marquée pour aucune région, peut faire entendre du souffle caverneux en tout autre point du thorax.

Le souffle cavitaire de la phtisie est presque toujours accompagné d'une matité absolue et d'une exagération manifeste des vibrations vocales ; les râles qui se font entendre sur le même point que lui, prennent aussi le caractère cavitaire ; il y a de la toux caverneuse et de la pectoriloquie ; tout concourt à donner l'impression d'une excavation sur les parois de laquelle les bruits, nés sur place ou propagés de loin, viennent se renforcer et modifier leur timbre propre.

Dans la *dilatation bronchique*, le souffle caverneux peut siéger dans toutes les régions de la poitrine, mais il présente son maximum de fréquence dans les parties moyennes et inférieures des poumons. La bronchectasie étant toujours accompagnée d'un catarrhe plus ou moins considérable, on trouve en divers points de la poitrine des râles secs ou des râles muqueux; ces derniers, à l'endroit où siège le souffle, prennent le timbre caverneux et donnent la sensation du gargouillement. Quant aux signes tirés de la palpation et de la percussion, ils n'ont rien de constant, parce qu'ils sont moins sous la dépendance de l'ectasie bronchique elle-même que des processus concomitants.

Il n'y a rien de particulier à dire sur le souffle caverneux qui se rencontre dans *d'autres excavations pulmonaires* (abcès du poumon, gangrène, kyste hydatique suppuré, empyème interlobaire); il est évident que ni les caractères du souffle ni les autres signes physiques ne peuvent fournir des indications utiles pour le diagnostic étiologique. Celui-ci se déduit exclusivement de l'état général du malade, des qualités de l'expectoration et surtout des circonstances qui ont précédé, accompagné et suivi la formation de la caverne et qui permettent quelquefois de faire le diagnostic rétrospectif de la maladie initiale.

Dans tous les cas que nous venons de voir, le souffle caverneux s'est montré conforme à la définition que j'en ai donnée, se produisant dans une cavité creusée au sein du tissu pulmonaire et en communication permanente avec le système bronchique. Aussi l'interprétation pathogénique de ce souffle est-elle facile ; son mécanisme est sensiblement le même que celui du souffle tubaire : les ondes sonores produites par les vibrations laryngo-trachéales sont projetées avec force dans la cavité pathologique où elles modifient plus ou moins leur timbre et leur résonnance, suivant la forme et la capacité de cette cavité, suivant le plus ou moins d'épaisseur et de rigidité de ses parois, peut-être aussi suivant la disposition et les dimensions de l'ouverture qui la fait communiquer avec les bronches. Le souffle caverneux n'est donc que le retentissement du bruit laryngo-trachéal, altéré par son passage à travers une cavité à ouverture étroite et à parois vibrantes.

Mais ce même signe physique peut se produire dans des circonstances bien différentes de celles-là. On l'observe quelquefois dans la *pleurésie* à épanchement très considérable et même dans la *pneunomie* et l'on doit reconnaître que, dans l'un et l'autre cas, le mécanisme de sa production est plus difficile à concevoir. Lorsqu'on le rencontre dans la pneumonie, on peut supposer de deux choses l'une : ou bien il s'agit d'un foyer contigu aux grosses branches, dans la région du hile ; ou bien il s'agit d'une pneumonie trés étendue en surface et en profondeur, d'une hépatisation totale du poumon. Dans les deux éventualités, on peut admettre que les grosses bronches sont comprimées et aplaties sur un ou plusieurs points et qu'elles présentent des inégalités de calibre, suffisantes pour agir de la même manière que des cavités morbides et produire du souffle caverneux. Pour expliquer le souffle cavitaire de la pleurésie, plusieurs hypothèses ont été mises en avant, qu'il est inutile de reproduire ; je me contenterai de rappeler celle de M. H. Barth, qui me paraît la plus plausible : « On conçoit sans peine que, dans les cas de compression exagérée du poumou par un épanchement pleurétique, il puisse se produire, surtout s'il existe des adhérences en certains points une sorte de torsion du pédicule et, par conséquent, un rétrécissement par flexion de la bronche principale ; celle-ci est alors transformée en une véritable cavité à orifice rétréci, très propre à la production d'un souffle caverneux. »

3. Souffle amphorique. — Le souffle amphorique est un phénomène acoustique qu'il est facile de reproduire artificiellement, en soufflant dans une cruche vide à goulot étroit. Il suffit de l'avoir entendu une fois pour qu'on le réconnaisse toujours aisément, car son timbre métallique le différencie très nettement de tous les autres souffles.

L'intensité du souffle amphorique est très variable, mais souvent, le plus souvent peut-être, elle est assez faible. Ce n'est pas, sauf exceptions, un de ces bruits qui s'imposent à l'oreille, comme fait le souffle tubaire, par exemple ; il faut pour le percevoir une auscultation attentive. Quelquefois même, celle-ci ne suffit pas et on doit exagérer artificiellement la respiration du malade en lui demandant de parler ou de tousser. Même quand il est très marqué, le souffle amphorique ne donne que très peu la sensation de la colonne d'air sortant du thorax et pénétrant dans l'oreille de l'observateur et, à ce point de vue du moins, les dénominations de « résonnance » ou de « bourdonnement amphorique » que lui appliquait Laënnec, paraîtraient plus légitimes que celle de souffle.

Trois causes peuvent engendrer le souffle amphorique avec une fréquence très inégale : le pneumothorax, les cavernes pulmonaires très spacieuses, les épanchements pleurétiques très abondants.

Un homme présentant depuis quelque temps

les symptômes fonctionnels de la tuberculose, et chez lequel l'examen physique des poumons n'avait fait constater que des lésions peu étendues et peu avancées, est pris brusquement, à l'occasion d'un effort et souvent au milieu d'une quinte de toux, d'un point de côté extrêmement violent et d'une formidable oppression ; c'est un *pneumothorax* qui vient de s'établir, par suite de la rupture d'un tubercule sous-pleural caséifié. Les conditions que je suppose et qui sont fréquemment réalisées sont les meilleures pour l'étude du pneumothorax et du souffle amphorique, parce que le poumon peu induré et dépourvu d'adhérences, se laisse facilement refouler dans la gouttière costo-vertébrale.

Dès que l'auscultation d'un pareil malade est devenue possible, on constate l'existence d'un souffle amphorique qui se fait entendre dans toutes les régions de la poitrine. Aucun bruit adventice ne l'accompagne d'ordinaire, seulement l'inspection de la poitrine fait voir qu'elle est devenue asymétrique et que le côté malade est uniformément dilaté et globuleux ; la percussion donne sur tous les points une sonorité tympanique et, nulle part, il n'est possible de percevoir le frémitus vocal. Le côté opposé, que je suppose sain, donne le syndrôme complet de la suppléance. Avec un pareil ensemble de signes, le diagnostic de pneumothorax s'impose d'une manière absolue.

Au lieu de se montrer à une époque voisine du début de la phtisie, le pneumothorax peut survenir à des périodes plus avancées et coïncider avec des lésions pulmonaires beaucoup plus étendues ; il n'est même pas très rare de le voir se produire à la suite de la rupture d'une caverne dont le contenu est évacué dans la plèvre. Quand le pneumothorax apparaît dans ces conditions, sa symptomatologie est un peu modifiée, sans parler des symptômes fonctionnels qui sont, bien entendu, beaucoup moins marqués. Le souffle amphorique peut se présenter avec les mêmes caractères que tout à l'heure, mais, à cause des lésions du parenchyme, il est accompagné de bruits adventices variés ; de plus, les adhérences et les symphyses plus ou moins étendues qui ne manquent jamais d'accompagner les lésions tuberculeuses, pour peu qu'elles soient anciennes, ont pour conséquence de diminuer le champ de la cavité pleurale et, au lieu d'être total, le pneumothorax n'est que partiel. On conçoit que les dispositions variables des symphyses font varier aussi le siège et l'étendue de ce pneumothorax.

Pour que les *excavations pulmonaires* donnent naissance au souffle amphorique, il faut qu'elles soient très spacieuses, qu'elles communiquent largement avec les bronches et qu'elles soient vides, ou à peu près. Lorsque ces conditions se trouvent réalisées, on peut observer un souffle qui ne diffère nullement, en tant que sensation auditive, de celui du pneumothorax ; son timbre est tout aussi métallique et son intensité tout aussi forte ; en même temps que lui, on entend quelquefois du tintement métallique ; la toux et la voix sont amphoriques ; enfin, la percussion peut donner aussi du tympanisme. Le diagnostic d'une pareille caverne avec un pneumothorax partiel supérieur peut, on le voit présenter de sérieuses difficultés. Mais, ainsi que le remarque M. Jaccoud, l'inspection de la poitrine fait constater, dans le cas de pneumothorax partiel, une voussure circonscrite plus ou moins accusée, tandis que, dans le cas de caverne, la paroi thoracique est déprimée ; d'autre part, les vibrations vocales, abolies au niveau du pneumothorax, sont toujours conservées et souvent accrues au niveau de la caverne.

Dans les *épanchements pleurétiques*, on peut aussi observer du souffle amphorique, mais ce n'est que lorsque la poitrine est absolument pleine de liquide et que le poumon est aussi comprimé qu'il peut l'être contre la colonne vertébrale. C'est dans l'espace scapulo-vertébral que l'on entend ce souffle et, partout ailleurs, l'oreille ne perçoit aucun bruit. Le côté de la poitrine est absolument mat de haut en bas, en avant et en arrière ; c'est dire que toute confusion est impossible.

Le mécanisme du souffle amphorique ne diffère pas essentiellement de celui des autres souffles. Dans le cas de l'excavation pulmonaire comme dans celui du pneumothorax avec fistule pleuro-bronchique permanente, ce sont toujours les vibrations laryngo-trachéales qui, transmises sans obstacle par la colonne d'air intrabronchique, sont projetées dans une grande cavité à parois lisses, rigides et vibrantes, au contact desquelles elles modifient leur résonnance et deviennent métalliques. Quant à l'amphorisme de la pleurésie, il n'est pas plus facile à interpréter que le souffle caverneux que l'on observe dans les mêmes conditions, et c'est d'ailleurs par les mêmes hypothèses qu'on a cherché à l'expliquer. On n'a qu'à se reporter aux quelques mots que j'ai dits sur ce sujet.

III. BRUITS ADVENTICES

Le murmure vésiculaire — ou le souffle qui le remplace — est souvent accompagné et plus ou moins couvert par des bruits étrangers qu'on peut désigner sous le nom générique de bruits adventices (Lasègue). Cette dénomination me paraît préférable à celle de bruits anormaux employée par Barth et Roger, car cette dernière convient indistinctement à tous les bruits qui ne sont pas le murmure vésiculaire type.

Le genre des bruits adventices comprend deux

espèces qui doivent être étudiées successivement : les frottements, bruits d'origine pleurale, et les râles qui prennent naissance dans le système broncho-pulmonaire.

1. Frottements. — L'existence des frottements pleurétiques a été plusieurs fois mise en doute depuis Laënnec. Lasègue qui, dans sa technique de l'auscultation, se contente de dire « qu'il n'existe pas de notion plus confuse que celle de ces bruits » les niait catégoriquement dans ses leçons orales et ceux qui ont eu la bonne fortune de profiter de son enseignement se rappellent sans doute qu'il se refusait même à en concevoir la possibilité. Il se fondait sur une hypothèse physiologique erronée : pour lui, les deux feuillets pleuraux, quelle que soit l'étendue de l'incursion thoracique, restaient en rapport permanent et étaient incapables de se mouvoir l'un sur l'autre ; pas de glissement possible, donc, pas de frottement ; et les bruits qui se produisent, soit avant l'apparition de l'épanchement pleurétique, soit pendant sa décroissance, et qu'il ne pouvait pas ne pas admettre, il les expliquait en faisant intervenir, suivant les cas, un œdème pulmonaire ou une lésion secondaire des extrémités bronchiques.

Or, les expériences de vivisections, instituées pour mettre en évidence la locomotion des deux feuillets pleuraux l'un sur l'autre, sont assez

précises et assez concluantes pour que ce phénomène ne puisse plus être contesté ; certes,
cette locomotion varie suivant les régions du
thorax et le glissement du feuillet viscéral sur
le pariétal est beaucoup moins étendu vers les
sommets que dans les parties inférieures ; mais
il existe partout et, par conséquent, lorsque la
plèvre sera enflammée, desséchée, desquamée et
rugueuse, ou quand elle sera recouverte de
fausses membranes, ce glissement cessera d'être
muet, comme il l'est dans l'état physiologique,
pour donner naissance au bruit de frottement.

D'ailleurs, les caractères mêmes de ces bruits
sont tels qu'il ne serait guère possible de les
expliquer par un autre mécanisme.

Le type des frottements est celui qui se fait
entendre dans la *pleurésie séro-fibrineuse* et il
s'y montre à deux périodes : dans les deux ou
trois premiers jours, à la période dite de pleurésie sèche, pendant laquelle le liquide n'existe
pas encore ou n'est pas encore appréciable ; —
à la fin de la maladie, à partir du moment où
l'épanchement commence à décroître. Ces deux
variétés de frottement présentent sensiblement
les mêmes caractères ; toutefois, le frottement de
la fin, lié à l'existence des fausses membranes,
est plus net et plus intense que celui du début
qui reconnaît pour cause le dépolissement de la
séreuse dû au gonflement et à la chute des

cellules endothéliales ; de plus, tandis que ce dernier est généralement circonscrit à la base et vers l'aisselle, le frottement métapleurétique apparaît n'importe où, c'est-à-dire là où la résorption du liquide permet aux deux plèvres de reprendre leur contact.

Ces frottements donnent à l'oreille la sensation de bruits rudes, râpeux, dont la nature est telle que l'idée qui se présente spontanément à l'esprit est celle d'une friction qui s'opère entre deux surfaces dures et inégales. « Appliquez sur l'oreille, disent Barth et Roger, la paume de la main gauche ; puis, avec la pulpe d'un des doigts de la main droite, frottez lentement sur les articulations métacarpo-phalangiennes, de manière à déterminer de petits craquements secs, et vous imiterez, avec assez d'exactitude, le bruit de frottement ».

Un autre caractère important de ces bruits est d'être ou de paraître tout à fait superficiels. On sent qu'ils se passent immédiatement sous la paroi, ou mieux, que la paroi elle-même concourt à les produire. D'ailleurs, l'observateur, en même temps qu'il perçoit le bruit, sent assez souvent une sorte de chatouillement sur le pavillon de l'oreille ; s'il place en cet endroit la paume de la main, il recueille une impression tactile analogue au frémissement cataire le mieux caractérisé et qui ne laisse aucun doute sur la nature intime du phénomène physique qui lui donne naissance. Dans certains cas, le malade lui-même accuse une sensation de chatouillement ou de froissement intérieur.

Ordinairement, le bruit de frottement ne peut être perçu que sur une surface assez restreinte ; il ne se propage pas à distance et, dès que l'oreille s'éloigne du point où il se produit, elle cesse bien vite de l'entendre. Toutefois, à la suite de certaines pleurésies, il existe du frottement sur une assez grande étendue, par exemple, depuis l'épine de l'omoplate jusqu'à la base ; c'est qu'il s'agissait, en pareil cas, d'un épanchement étalé en lame et dont la résorption a été très rapide ; toutes les parties de la séreuse se trouvent, dans le même temps, réaliser les conditions nécessaires à la production du signe physique. Cela ne dure pas, d'ailleurs, bien longtemps : les frottements, au moins ceux que nous étudions ici, ont une existence éphémère qui ne va pas au-delà d'un petit nombre de jours. En revanche, pendant tout le temps qu'ils existent, ils demeurent constants et identiques à eux-mêmes, ne subissant aucune modification du fait des efforts, de la toux, de l'expectoration.

Enfin, ces bruits de frottements, placés sous la dépendance immédiate des mouvements respiratoires, leur sont synchrones et cessent de se faire entendre dans les temps de repos. Ils peuvent n'exister que pendant l'inspiration ou pendant l'expiration, mais ils coïncident plus souvent avec les deux temps, ce qui fait comprendre la dénomination de *frottement ascendant et descendant* que leur avait appliqué Laënnec.

Quand on perçoit un pareil signe stéthoscopique chez un sujet qui présente depuis deux ou trois jours les symptômes d'une affection fébrile, qui tousse et qui se plaint d'un point de côté, il va de soi que le diagnostic de pleurésie ne saurait être douteux. Il ne saurait l'être davantage quand ce signe apparaît chez un homme qui portait depuis quelques temps un épanchement pleurétique ; mais ici, la valeur diagnostique du symptôme s'efface, pour ainsi dire, devant sa valeur pronostique : le frottement qui apparaît, dans ces conditions, est le premier indice d'un commencement de résorption du liquide.

La pleurésie avec épanchement n'est pas la seule qui puisse engendrer le frottement. Il existe un grand nombre de pleurésies qui évoluent sans aboutir à la production d'une exsudation liquide ; ces pleurésies ou *pleurites sèches* étant toujours symptomatiques de quelque affection du poumon ou des bronches (bronchite, congestion pulmonaire, pneumonie, tuberculose), il en résulte que l'on doit toujours réserver une certaine part aux frottements, dans la symptoma-

tologie complexe de ces différentes affections.
Dans ces conditions nouvelles, le frottement
pleurétique ne se présente pas toujours avec des
caractères aussi tranchés que ceux que j'indi-
quais tout à l'heure ; il reste généralement sec,
rude et superficiel, mais, au lieu de constituer
un bruit homogène et d'une seule tenue, pour
ainsi dire, il semble se décomposer en petits
bruits distincts, éclatant brusquement à la manière de minuscules explosions ; ces bruits élémentaires peuvent, d'ailleurs, être plus ou moins
rapprochés les uns des autres, plus ou moins ré-
guliers, de sorte que le signe physique qui en
résulte présente les plus grandes analogies avec
les râles. Aussi, sera-t-il facile de confondre ces
frottements avec des bruits tout à fait analogues
et se produisant dans des circonstances identiques, mais dont le siège est vésiculaire ; je fais
allusion à ce que Bouillaud appelait les *crépitations sous-pleurales*. Il peut arriver encore que
le frottement soit très bref et comme réduit à un
seul de ces bruits élémentaires ; il ressemble alors
à un craquement sec, ou plutôt il faut le considérer, avec M. Grancher, comme une variété des
craquements, variété dont le principal caractère
distinctif serait de se faire entendre tout à la fois
à la fin de l'inspiration et dans l'expiration, et
surtout de pouvoir se produire entre les deux
temps, en dehors de tout mouvement respiratoire.

Cette dernière remarque prouve que nous sommes loin du frottement-type que je visais au début de ce chapitre ; ce sont des bruits qui n'ont de commun que leur lieu d'origine. S'il est impossible de nier l'existence des frottements métapleurétiques, il faut reconnaître que les *frottements-râles* et les *frottements-craquements* sont tout au moins sujets à discussion, et c'est à leur propos que Lasègue aurait pu dire avec quelque raison que « plusieurs personnes examinant successivement le même malade ne parviennent pas, le plus souvent, à s'entendre ».

2. Râles. — La définition que Laënnec donna des râles, subsiste sans qu'il soit utile de la modifier ; on entend encore sous ce mot « tous les bruits contre nature que le passage de l'air, pendant l'acte respiratoire, peut produire soit en traversant des liquides qui se trouvent dans les bronches ou dans le tissu pulmonaire, soit à raison d'un rétrécissement partiel des conduits aériens ». En revanche, la classification proposée par cet auteur a été plusieurs fois modifiée et quelques-uns des mots qu'il avait imaginés se sont trouvés détournés de leur sens primitif. En pareille matière, d'ailleurs, les mots ne peuvent avoir d'autre signification que celle qu'on veut bien s'entendre à leur donner et l'important est que tout le monde désigne les mêmes choses de la même façon. Avec Barth et Roger et la plupart des auteurs classiques, je diviserai les râles en deux groupes principaux : celui des râles secs ou sonores et celui des râles humides ou bulleux.

A. Râles secs (sonores, vibrants). — Ces râles se subdivisent en deux variétés : le râle *sibilant* et le râle *ronflant*. Le premier est d'une tonalité trés aiguë et ressemble à un sifflement assez prolongé ; quelquefois il est bref et rappelle alors, suivant la comparaison de Laënnec, le cri des petits oiseaux. Le râle ronflant est d'une tonalité plus grave ; Laënnec le comparait au ronflement d'un homme qui dort, au son que rend une corde de basse que l'on frotte avec le doigt, ou bien encore au roucoulement de la tourterelle.

Ces deux râles ont leur siège exclusif dans les bronches et ils indiquent l'*inflammation aiguë de la membrane interne* de ces canaux. Ils coïncident assez habituellement ou se substituent l'un à l'autre au cours de deux respirations successives ; il semble cependant que l'un et l'autre ne se produisent pas indifféremment dans les mêmes points et que leur tonalité s'élève à mesure que les canaux dans lesquels ils prennent naissance sont d'un calibre plus étroit : le ronflement serait symptomatique de l'inflammation des bronches grosses et moyennes, la sibilance indiquerait l'inflammation des petites ramifications.

Les râles sonores se rencontrent isolément

dans l'un ou l'autre temps de la respiration, ou bien dans les deux à la fois ; ils ont, cependant, une prédilection marquée pour l'expiration ; au début de la bronchite, c'est dans ce temps qu'ils commencent à se produire et, à la fin de la maladie, c'est encore l'expiration qui se montre accompagnée la dernière de sibilances ou de ronflements.

L'intensité de ces bruits, très variable, est souvent assez marquée pour que le malade ait lui-même la sensation de vibrations intérieures ; en pareil cas, l'oreille peut les entendre à une certaine distance et la main appliquée sur le thorax perçoit un frémissement.

De tous les bruits stéthoscopiques, les râles secs sont ceux qui se propagent le mieux et le plus loin ; ce sont ceux, par conséquent, qui se prêtent le moins à un diagnostic topographique. Assez souvent, il est vrai, la bronchite est généralisée ou très étendue, et il est naturel que les signes qu'elle engendre se fassent entendre à la fois sur tous les points du thorax ; mais, même dans les cas de bronchite circonscrite, alors qu'il n'existe qu'un seul ronflement ou une seule sibilance, ce râle est perçu presque avec la même intensité en avant et en arrière, à la base et au sommet ; il se fait même entendre du côté opposé.

Un dernier caractère de ces râles est d'être

mobiles ; ils peuvent disparaître spontanément
dans une ou plusieurs respirations successives
pour reparaître ensuite ; ils s'atténuent, deviennent moins abondants ou cessent d'exister à la
suite des efforts de toux.

Les râles sonores ne se rencontrent pas indistinctement dans toutes les périodes des bronchites, ni même dans toutes les bronchites. La
condition essentielle de leur production est un
certain degré de sécheresse de la membrane interne des bronches : dans la bronchite aiguë, par
exemple, ils se montrent dès le début et persistent pendant toute la période dite de *crudité*,
tant que la muqueuse congestionnée, infiltrée
et turgescente reste encore sèche ou n'est que
tapissée par un exsudat muqueux peu épais.
Dans la période de *maturité* ou de *coction*, alors
que le catarrhe est devenu plus abondant et
plus fluide, les râles sonores disparaissent pour
faire place à des râles sous-crépitants ; ils se
montrent de nouveau dès que l'expectoration
devient rare et leur disparition définitive annonce
la fin de la maladie.

Dans les *bronchites chroniques*, ce ne sont
pas les formes bronchorrhéiques qui donnent
naissance aux râles sonores. On ne les y trouve
même que de loin en loin et pendant un petit
nombre de jours, lorsqu'un épisode aigu est
venu temporairement modifier l'état de la mu-

queuse et tarir les sécrétions. En revanche, ces
râles constituent le symptôme par excellence
du *catarrhe sec* ; la lésion dominante de cette
affection est l'épaississement et un véritable état
hypertrophique de la muqueuse bronchique qui
présente partout une remarquable sécheresse.

Dans aucun cas peut-être les râles sonores ne
se montrent plus abondants ni plus bruyants
que dans l'*accès d'asthme* : ils apparaissent dès
le début de l'accès ou même quelques heures
avant et persistent jusqu'à la fin ; mais ils
changent de caractère et diminuent sensiblement au moment où l'élément spasmodique
tend à disparaître et où les sécrétions bronchiques commencent à se produire avec quelque
abondance.

On peut constater des râles sibilants ou ronflants dans toutes les maladies générales qui
sont susceptibles de se compliquer de bronchite :
dans la fièvre typhoïde, par exemple, l'apparition à peu près constante de ces râles, à une
période déterminée de la maladie, leur donne
une valeur diagnostique de premier ordre.

Au premier jour de la *pneumonie fibrineuse*
il n'est pas rare d'entendre des râles sonores :
ils ne font que témoigner de la participation des
bronches au processus inflammatoire ; il va de
soi qu'ils sont beaucoup plus fréquents, sinon
constants, dans la *bronchopneumonie*.

Enfin, leur présence est tellement commune
au cours de l'*emphysème pulmonaire* que quelques auteurs ont cru pouvoir les considérer
comme un des symptômes normaux de cette
dernière affection. Or, leur signification est exactement la même dans ce cas que dans les autres
et ils sont sous la dépendance exclusive, non
point de l'emphysème, mais des lésions bronchiques qui lui sont si souvent associées.

Laënnec admet que les râles ronflants peuvent être symptomatiques de la *compression
des bronches* par une tumeur ou une glande
engorgée. Le fait clinique est incontestable ;
mais il est bien rare qu'une bronche soit com-
primée, aplatie ou déformée par une tumeur,
sans que la muqueuse soit elle-même altérée
sur une étendue plus ou moins considérable ;
même dans ce cas, les râles vibrants sont sous
la dépendance de la bronchite et ne peuvent indiquer que d'une manière indirecte l'existence
d'une tumeur.

De tout ce qui précède, il faut conclure que,
si les râles sonores mettent toujours sur la voie
de l'inflammation des bronches, ils ne peuvent
en aucune façon servir au diagnostic des affections concomitantes. Aussi, aura-t-on le devoir,
toutes les fois que l'auscultation fera percevoir
ces râles, de chercher à déterminer ce qu'est devenu, à côté d'eux ou au-dessous d'eux, le mur-

mure vésiculaire, et de noter en même temps les résultats de la percussion et de la palpation. C'est le seul moyen d'éviter l'erreur qui consisterait à méconnaître la maladie fondamentale, pour s'en tenir à la constatation d'une bronchite qui peut n'être qu'un épiphénomène sans importance.

B. **Râles bulleux** (humides, muqueux, crépitations). — Les râles de ce nouveau groupe ont pour caractère commun d'être constitués, non plus par un bruit unique et continu, mais par une succession de petits bruits éclatant les uns après les autres. Le terme général de *crépitations* est celui qui, à mon sens, leur conviendrait le mieux ; celui de râles bulleux, que j'ai inscrit en tête de ce chapitre parce qu'il est adopté par presque tout le monde, ne se trouve bien appliqué qu'à un certain nombre d'entre eux ; car, si quelques-uns de ces râles ont assez nettement le caractère *bullaire*, ce qui veut dire qu'ils donnent la sensation de bulles de gaz venant éclater à la surface d'un liquide, d'autres, par la finesse et la sécheresse des bruits qui les composent, donnent une sensation tout à fait différente de celle-là. La même objection est applicable à la dénomination de râles humides.

En tenant compte du degré de finesse des bruits, de ce qu'on est convenu d'appeler le volume des bulles, ces râles pourraient être subdi-

visés à l'infini. Il n'y aurait à cela aucun profit ;
la division classique en trois variétés, le râle
crépitant, le râle sous-crépitant et le râle caverneux, suffit amplement aux besoins de la clinique. A l'étude de ces trois variétés de râles, je
joindrai celle du tintement métallique, pour des
raisons qui seront indiquées à leur place.

a) Râle crépitant. — « Le râle crépitant humide, dit Laënnec, est un bruit que l'on peut
comparer à celui que fait du sel que l'on fait
décrépiter à une chaleur douce dans une bas-
sine, à celui que donne une vessie sèche que
l'on insuffle, ou mieux encore à celui que fait
entendre le tissu d'un poumon sain et gonflé
d'air que l'on presse entre les doigts ; il est seulement un peu plus fort que ce dernier et, outre
la crépitation, il porte avec lui une sensation
d'humidité bien marquée ». La comparaison
classique de ce râle avec le bruit produit par
une mèche de cheveux que l'on froisse dans la
conque de l'oreille est aussi une des plus justes
que l'on ait imaginées. Mais les comparaisons
les plus ingénieuses ne peuvent pas remplacer
l'expérience personnelle ; ce n'est qu'en auscultant qu'on apprend l'auscultation et, pour ce
râle en particulier, il suffit, comme le dit encore
Laënnec, de l'avoir entendu une fois pour ne
pouvoir plus s'y tromper.

Les bruits qui composent le râle crépitant

présentent les caractères suivants : ils sont très brefs, se succèdent avec une grande rapidité, sont égaux entre eux comme intensité et comme durée, sont également espacés les uns des autres. Il faut ajouter que ces bruits ne se produisent que dans l'inspiration et même qu'ils n'en occupent le plus souvent que la seconde moitié ou le dernier tiers. Ils couvrent à peu près complètement le murmure vésiculaire. Qu'ils soient accompagnés ou non de souffle tubaire, ils ont la même propriété que ce souffle, d'être, pour ainsi dire, projetés dans l'oreille, sous forme de bouffées, de sorte qu'en les entendant on a simultanément la double impression du bruit et du mouvement ; aussi a-t-on pu justement les comparer à des fusées (Barth et Roger).

Ce râle, quand il est pur, donne, au plus haut degré, la sensation de sécheresse, et il est un de ceux dont le caractère bullaire est le moins net ; en fait, il ne s'agit probablement pas de bulles, dans le râle crépitant ; les bruits qui le composent sont de telle nature qu'ils ne peuvent guère être produits que dans les alvéoles pulmonaires, et tout le monde est d'accord sur leur siège ; mais les alvéoles, au début de la pneumonie, ne sont pas remplis par un liquide « à peu près aussi tenu que de l'eau » (Laënnec) ; ils contiennent un exsudat, dans lequel domine la fibrine, qui agglutine leurs parois ; l'air inspiré pénétrant dans les culs-de-sac alvéolaires en décolle brusquement les surfaces adhérentes, et c'est ce décollement se produisant dans plusieurs culs-de-sac voisins qui constitue le bruit de crépitation.

Certains bruits se rapprochant beaucoup du râle crépitant, et pouvant être considérés comme une variété de ce râle, s'expliquent d'une façon très analogue : je fais allusion à ces râles très fins que l'on perçoit quelquefois, à la partie postéro-inférieure de la poitrine, chez des personnes indemnes de toute affection thoracique. Ces râles ne se produisent qu'après un décubitus dorsal prolongé et ils n'existent que dans les deux ou trois inspirations qui suivent le changement de position. Il est probable que, pendant les respirations lentes et peu profondes qui avaient lieu dans la période de repos, les alvéoles les plus superficiels n'arrivaient pas tous à être distendus par l'air inspiré, et les parois d'un certain nombre d'entre eux étaient quelque peu affaissées ; surviennent des inspirations plus énergiques et la brusque irruption de l'air dans ces alvéoles donne naissance à un bruit. Aussi est-ce avec raison que M. Brouardel a désigné ce phénomène sous le nom de *râle de déplissement*. Les expériences de MM. Cornil et Grancher ont mis en évidence la possibilité de bruits de cet ordre dans des alvéoles sains, mais légèrement comprimés et aplatis.

Le râle de déplissement est encore plus fin et plus sec que le râle crépitant proprement dit; mais, malgré ces légères différences, il pourrait induire en erreur si l'on ne tenait compte de ses autres caractères : après une ou deux, rarement trois inspirations successives, le râle s'éteint pour faire place au murmure vésiculaire physiologique; le son et les vibrations ne présentent jamais de modifications.

Le râle crépitant se montre à peu près constamment à la période d'engoûment de la *pneumonie*, dès le premier jour si la lésion est assez superficielle ; il peut être pendant quelques heures le seul signe physique appréciable; mais la matité et l'exagération des vibrations vocales viennent bientôt se joindre à lui et lui donner sa véritable signification. Après un ou deux jours d'existence, le râle crépitant disparaît pour faire place à du souffle tubaire; mais, s'il n'existe plus au centre du foyer, on le retrouve sur plusieurs points de sa périphérie, et ce n'est que vers le quatrième ou le cinquième jour qu'on cesse de le percevoir. Il reparaît ordinairement vers le huitième jour, indiquant le commencement de la résolution, mais il a subi quelques modifications : il est moins bref et moins sec, les bruits qui le composent sont moins serrés et moins égaux ; c'est ce qu'on a appelé le *crepitans redux*. Assez souvent ce râle se fait entendre à la fois dans les deux temps de la respiration et rien ne le distingue plus du râle sous-crépitant.

Même avec ses caractères typiques, le râle crépitant n'est pas, comme on l'a dit souvent, pathognomonique de la pneumonie. C'est un des signes fréquents de l'*hypérémie pulmonaire*, aussi bien dans sa forme primitive (congestion pulmonaire-maladie, maladie de Woillez) que dans ses formes secondaires (congestions actives péri-tuberculeuses, congestions consécutives à la thoracentèse, congestions des femmes enceintes (Peter), etc.).

Dans quelques cas de *pleurésie avec épanchement*, il est possible d'entendre, tout à fait au début de la maladie, des crépitations fines qui présentent tous les caractères du râle crépitant et sur la nature desquelles les auteurs ne sont pas d'accord, les uns les considérant comme un frottement pleural (Damoiseau), les autres comme un véritable râle vésiculaire (crépitation sous-pleurale de Bouillaud). Ces crépitations sont sans doute liées à la congestion superficielle du poumon qui est si commune dans la pleurésie. Elles s'observent non seulement au début de la pleurésie séro-fibrineuse, mais aussi, et même beaucoup plus souvent, dans les pleurésies adhésives secondaires (bronchites, tuberculose), de sorte qu'elles viennent compliquer par leur présence les signes de ces dernières affections.

On rencontre encore le râle crépitant dans l'*œdème pulmonaire* du mal de Bright et des affections cardiaques ; il est vrai que, dans ces circonstances, il atteint rarement le degré de finesse, de sécheresse et de régularité que présente celui de la pneumonie et de certains états congestifs, mais ce n'est qu'affaire de nuances. Ici, comme ailleurs, il est prudent de ne pas s'en tenir exclusivement à la constatation d'un signe stéthoscopique ; ce signe n'acquiert de la valeur que s'il est appuyé, d'une part, sur les résultats de la percussion et du palper, d'autre part, sur un examen minutieux de tous les autres organes. Il est clair que, dans le cas particulier qui m'occupe, l'existence d'une affection hydropigène apportera de fortes présomptions en faveur de l'œdème du poumon.

b) Râle sous-crépitant (râle muqueux). — Le râle sous-crépitant se rapproche du précédent en ce qu'il est constitué, comme lui, par une série de bruits élémentaires nombreux et serrés ; il s'en éloigne en ce que ces bruits sont moins fins, moins égaux, moins également espacés. C'est un râle irrégulier, changeant d'aspect dans le cours de la même respiration et surtout dans deux respirations successives ; il se fait entendre à la fois dans les deux temps de la respiration et est souvent plus marqué dans l'expiration ; enfin, les bruits qui le constituent ont, en

général, le caractère bullaire et donnent, à des
degrés variables, la sensation d'humidité. Suivant que ces bulles paraissent plus ou moins
grosses, le râle sous-crépitant est dit *fin, moyen*
ou *gros*. Le premier est quelquefois tellement
menu et tellement sec que son caractère bullaire
fait défaut et que, s'il était circonscrit à l'inspiration, on ne pourrait pas le distinguer du râle
crépitant. Le gros sous-crépitant est composé de
bulles tellement volumineuses que, à ne considérer que ce caractère, il y aurait lieu de le confondre avec le râle caverneux. Entre ces deux
variétés existe le sous-crépitant moyen qu'on
peut appeler le sous-crépitant type, avec son
mélange de bulles fines et grosses, sèches et
humides, tantôt serrées entre elles et tantôt plus
espacées.

Le râle sous-crépitant est le plus commun, on
pourrait dire le plus banal de tous les signes
stéthoscopiques ; c'est reconnaître qu'à lui seul
il est incapable de conduire à un diagnostic de
nature d'une maladie ; en revanche, il renseigne
exactement sur le siège de la lésion, car, chaque
fois qu'on l'entend, on peut affirmer que les ramifications bronchiques sont encombrées de liquides ; suivant la grosseur des bulles qui le
composent, on peut inférer qu'il prend naissance
dans les ramifications les plus fines ou dans
celles d'un calibre important.

On observe ce râle dans la période de maturité ou de coction de la *bronchite* ; en pareil cas, son siège de prédilection est la partie inférieure des deux poumons, mais on peut en percevoir dans toutes les régions. Quand ses bulles sont très nombreuses et très fines, il indique la bronchite capillaire. Jusque-là le son et les vibrations restent dans l'état normal. A un degré plus avancé, le syndrome change : on voit apparaître, sur un ou plusieurs points, de la submatité et des vibrations exagérées ; aux râles sous-crépitants fins viennent se mélanger des crépitants, la *bronchopneumonie* est constituée.

Ce même râle peut exister dans la dernière période de la *pneumonie fibrineuse*, soit qu'il indique le passage à l'hépatisation grise, soit qu'il annonce le début de la résolution (j'ai déjà dit que le crépitant de retour n'était souvent que du sous-crépitant). On distinguera l'une de l'autre ces deux terminaisons de la pneumonie par l'état général du malade et par les caractères de l'expectoration.

Si les *congestions actives* du poumon donnent fréquemment lieu à du râle crépitant, souvent aussi elles se manifestent par du râle muqueux ; c'est ce dernier, en tous cas, qui constitue le symptôme habituel des congestions passives de toute origine (affections cardiaques, compressions vasculaires, maladies infectieuses à tendance adynamique). Dans ces cas, les râles sous-crépitants s'entendent surtout à la base des deux poumons.

Les *hémorrhagies bronchiques* et *pulmonaires* (hémoptysies de la tuberculose, apoplexie pulmonaire) donnent lieu à du râle muqueux, avec une grande variabilité dans le volume des bulles, car ici le signe stéthoscopique révèle à la fois la présence du sang dans le système bronchique, et le processus congestif qui accompagne ou qui précède l'hémorrhagie.

La *présence du pus dans les bronches* à la suite de l'ouverture d'un abcès du poumon ou d'une collection purulente voisine de cet organe (pleurésie enkystée, abcès du foie), produit naturellement le même signe physique ; au surplus, il serait oiseux d'énumérer tous les cas où peut se percevoir le râle muqueux. Celui qui se produit au cours de la tuberculose mérite seul de nous arrêter un instant.

Lorsque les *tubercules* commencent à se ramollir, que la paroi des petites bronches est ulcérée et que la substance caséeuse pénètre dans leur cavité, on entend du râle muqueux, dont le siège est naturellement le lobe supérieur, fosse sus-épineuse ou région sous-clavière. Le ramollissement ne survenant d'habitude qu'au sein de masses tuberculeuses conglomérées, les râles muqueux coïncident avec les signes ordi-

naires de l'infiltration du poumon : il existe donc
de la matité et de l'exagération des vibrations
vocales ; le murmure vésiculaire est, suivant
les cas, affaibli, ou rude, ou supprimé et remplacé par du souffle.

A mesure que le ramollissement et la fonte
des tubercules font des progrès, les râles sous-
crépitants deviennent de plus en plus abondants
et aussi de plus en plus gros ; chaque tubercule
dont la substance s'est éliminée laisse à sa place
une petite cavité dont la tendance est de s'accroître aux dépens des tissus voisins qui se né-
crosent à leur tour. Le volume des bulles d'un
râle étant en rapport avec la capacité de l'espace dans lequel il se produit, celles du râle muqueux dans la tuberculose deviennent de plus
en plus volumineuses et c'est par une transition
insensible que ce râle se transforme en râle caverneux.

Mais, au début de ce processus, alors que le
ramollissement ne fait que commencer sur quelques points circonscrits et isolés, le râle muqueux prend un aspect un peu différent ; les
bulles qui le composent sont peu nombreuses
et, par conséquent, séparées les unes des autres
par des silences plus prolongés ; quelquefois
deux ou trois bulles seulement éclatent au cours
d'une respiration ; c'est à cette variété de râles
muqueux qu'on a donné le nom de *craquements* ;

suivant que ces bruits isolés sont plus ou moins
franchement bullaires, le craquement est dit
humide ou sec ; je rappelle ici que certains
bruits nés dans la plèvre peuvent en imposer
pour un craquement sec d'origine vésiculaire ou
bronchique.

Les craquements tels que je viens de les décrire constituent de bons signes du ramollissement tuberculeux ; les râles muqueux du type
commun ont une valeur moindre parce qu'ils
peuvent être symptomatiques, au cours d'une
tuberculose confirmée ou seulement supposée,
de processus anatomiques qui n'ont rien de
commun avec le ramollissement ; les hémoptysies qui surviennent dans les périodes de début
de la phtisie peuvent, au moment où elles se
produisent et dans les heures ou dans les jours
suivants, donner lieu à des râles muqueux abondants ; sans aboutir à la bronchorrhagie, les
états congestifs périphymiques peuvent se révéler par les mêmes signes ; dans le premier cas,
les sous-crépitants sont moyens ou gros, plus
souvent composés de bulles très inégales ; dans
le second cas, il sont généralement, très fins.
Enfin, à toutes les périodes de la maladie, on
peut voir se développer du catarrhe bronchique
et celui-ci donner naissance à des râles muqueux. Voilà donc trois lésions concomitantes de
la tuberculose, l'hémoptysie, l'hypérémie, la

bronchite, qui ne sont pas le ramollissement,
mais qui, par les signes stéthoscopiques qu'elles
engendrent, peuvent en imposer.

Dans quelques-uns de ces cas, les résultats
négatifs de la percussion et de la palpation
venant démontrer qu'il n'existe pas encore de
masses conglomérées, donneront à penser, du
même coup, qu'il n'y a probablement pas de ramollissement. Mais s'il s'agit d'une tuberculose
plus avancée, l'interprétation exacte des râles
sous-crépitants est plus délicate et on est quelquefois obligé de suspendre son jugement. La
persistance ou la disparition de ces râles peuvent seules permettre de dire s'ils étaient sous
la dépendance du ramollissement ou s'ils étaient
liés à une complication passagère de la tuberculose.

c) Râle caverneux (gargouillement). — La
limite qui sépare le râle caverneux du gros
sous-crépitant est tout artificielle, ou plutôt, il
n'en existe pas ; on dit que le râle est caverneux
quand on perçoit en même temps que lui un
autre signe qui, lui, est plus suggestif, le souffle
caverneux : le mélange du souffle et du râle
donne l'impression d'un véritable *gargouillement*, et il en porte le nom.

Le râle caverneux est, par conséquent, composé de bulles très grosses et très humides ; ces
bulles peuvent être nombreuses ou rares ; quand

les bulles sont rares et nettement isolées, le râle
caverneux se distingue moins du sous-crépitant
à grosses bulles ; il n'est alors que l'exagération
du craquement humide.

Les caractères du râle caverneux varient suivant la capacité de l'*excavation* ; on a décrit un
râle cavernuleux, symptomatique des petites
cavernes ; on en pourrait encore multiplier les
variétés, sans grand profit. Les dimensions des
excavations, toujours difficiles à apprécier, se
déduisent encore mieux de l'intensité du souffle
et de son étendue que de la forme ou du volume
des râles.

La quantité de liquide contenue dans la cavité influe aussi sur le râle caverneux, et comme
cet élément est essentiellement variable, il s'ensuit que le râle est inconstant ; moins abondant
après des expectorations répétées, il peut même
disparaître complètement pendant un certain
temps.

Le siège habituel de ce râle est au sommet,
mais on peut le rencontrer partout ailleurs, soit
qu'il s'agisse de cavernes secondaires à la tuberculose aiguë pneumonique, soit que l'on ait
affaire à des cavités d'un autre ordre (dilatations
bronchiques, cavernes gangréneuses, abcès du
poumon vidé dans les bronches, etc.). Quel que
soit son siège, le râle caverneux, comme le
souffle, ne peut qu'indiquer l'existence d'une

cavité ; il ne renseigne en aucune façon sur l'espèce de cavité dont il s'agit. Cette partie du diagnostic ne peut être établie, je le répète, que sur des considérations étrangères à l'exploration physique du sujet.

Je rappelle ici, pour mémoire, que le râle caverneux est observé quelquefois dans la *pleurésie à gros épanchement* ; si l'on se souvient de ce qui a été dit plus haut du souffle caverneux qui se rencontre dans les mêmes circonstances, on comprendra qu'un catarrhe trachéo-bronchique concomitant puisse donner lieu à une sorte de gargouillement.

d) *Tintement métallique.* — On entend, sous ce nom, depuis Laënnec, un bruit semblable à celui que l'on obtient en laissant tomber un grain de sable dans une coupe de verre ou de métal. Le bruit est, le plus souvent, unique et son timbre argentin résonne longuement à la façon d'un écho ; quelquefois il est composé de plusieurs bruits de même timbre. Il se produit pendant la respiration, dans l'un des deux temps indifféremment ; il se produit mieux encore et avec plus de force quand on commande au malade de parler ou de tousser ; enfin, dans quelques circonstances, il se manifeste à la suite d'un changement de position, le malade passant du décubitus dorsal à la position assise.

Le tintement métallique ne se rencontre que

dans deux cas : dans le cas de caverne et dans celui de pneumothorax.

Pour qu'une *excavation* donne naissance à ce bruit, il faut qu'elle soit extrêmement vaste, superficielle; qu'elle contienne une certaine quantité de liquide, sans en contenir trop. Ce sont précisément ces cavernes que nous avons vues donner lieu à un souffle amphorique, à la voix amphorique, au tympanisme et, de fait, le tintement métallique se trouve toujours associé avec ces signes physiques. Mais il faut faire remarquer que toutes les cavernes qui réunis· sent les conditions précédentes ne donnent pas nécessairement lieu au tintement métallique; c'est même un signe assez rare pour que, lorsqu'il existe, il crée une nouvelle difficulté en augmentant encore la ressemblance que présentent les cavernes à phénomènes amphoriques avec les pneumothorax partiels du sommet.

C'est, en effet, dans le *pneumothorax* que le tintement métallique se montre de préférence, sans y être constant ni même très fréquent. Il n'indique d'ailleurs rien de plus que les autres signes : il existe indistinctement dans les pneumothorax généraux ou partiels, dans le pneumothorax pur ou dans l'hydropneumothorax (contrairement à l'opinion de Laënnec qui croyait que la présence simultanée de l'air et du liquide était nécessaire à sa production), dans l'hydropneumothorax avec communication pleuro-bronchique persistante ou après oblitération de la fistule. Il a donc une valeur séméiotique à peu près nulle : c'est simplement un signe de plus dans celle de toutes les affections thoraciques qui présentait déjà les signes les plus variés et les plus caractéristiques.

Malgré sa rareté relative et son peu d'importance, le tintement métallique étant en lui-même un phénomène élégant et curieux, a été l'objet de descriptions minutieuses et d'interminables discussions. L'exposé des nombreuses théories qui ont été tour à tour invoquées pour expliquer le mécanisme de sa production ne saurait trouver ici sa place; qu'il me suffise de dire que ce mécanisme est variable suivant les conditions mêmes dans lesquelles se produit le phénomène acoustique (pneumothorax avec ou sans liquide, avec ou sans fistule, etc.). Le plus souvent (de Castelnau), il ne serait pas autre chose qu'un râle produit dans les bronches ou dans une caverne et prenant dans la cavité pleurale un retentissement argentin ; on pourrait donc le considérer comme un véritable râle amphorique. Dans d'autres circonstances, le tintement résulterait de la rupture d'une grosse bulle à l'orifice même de la fistule dont les bords étaient agglutinés par un liquide visqueux (Guérard); d'autres fois, la fistule étant située au-dessous

du niveau du liquide, c'est une ou plusieurs
bulles de gaz qui, traversant l'épanchement de
bas en haut, viendraient crever à sa surface.
Dans tous ces cas, on le voit, il s'agirait soit de
râles véritables, soit de phénomènes bullaires
qui s'en rapprochent beaucoup ; voilà pourquoi
j'ai placé l'étude du tintement métallique à la
suite de celle des râles proprement dits.

II. AUSCULTATION DE LA VOIX

Il ne faut jamais omettre, dans une exploration de la poitrine, de faire parler le malade
pendant qu'on l'ausculte. Les changements
apportés par les diverses affections des bronches,
du poumon ou de la plèvre dans le mode de
transmission de la voix articulée constituent
un complément de signes qui peut devenir,
dans certains cas, un élément important du diagnostic.

L'auscultation de la voix ne comporte pas une
technique bien compliquée. Elle doit porter
principalement sur les points que la recherche
des autres signes a montré être le siège d'une
lésion, mais ce serait une faute de ne la faire
porter que là ; d'abord ce n'est guère que par la
comparaison des parties saines avec les parties
malades que l'on peut se rendre compte des
modifications anomales de la voix ; et puis, il

peut y avoir des foyers secondaires que l'on ne
trouve qu'en les cherchant. Le principe est
donc, comme pour l'auscultation du murmure
vésiculaire, d'ausculter la voix dans toutes les
régions du thorax, en comparant toujours
chaque région d'un côté à la région homologue
du côté opposé.

Le choix des mots à faire prononcer n'est pas
indifférent. Lasègue conseille de prendre, de
préférence, les consonnes les plus vibrantes,
comme la lettre R, et il indique le chiffre *trente-
trois* comme étant le plus favorable. Il recom-
mande de faire répéter le même mot tout le
temps que dure l'auscultation ; ce dernier précepte est plus important qu'on ne croit, car il
s'en faut que la voix transmise résonne de la
même manière avec tous les mots et que les
chiffres *dix-huit* ou *vingt-un*, par exemple,
donnent à l'oreille la même sensation que les
chiffres *trente-trois* ou *quarante-quatre*. Si donc
on demande au malade de compter depuis *un*
jusqu'à *cinquante* et qu'on déplace l'oreille après
la prononciation de chaque chiffre, on percevra
autant de sensations différentes, de sorte que
l'appréciation des modifications morbides en de-
viendra beaucoup plus délicate. Quel que soit le
mot que l'on a choisi, il faut exiger qu'il soit
prononcé distinctement, lentement et à voix
haute et toujours égale.

Les modifications pathologiques de la voix ont été parfaitement étudiées par Laënnec et on a peu ajouté à ce qu'il en a dit ; tout au plus a-t-on pu réduire à de plus justes proportions l'importance de quelques-unes de ces modifications qui avait été manifestement exagérée par lui. J'étudierai successivement : le retentissement exagéré de la voix ou bronchophonie, la voix chevrotante ou égophonie, la voix caverneuse ou pectoriloquie et la voix amphorique.

1. Bronchophonie. — MM. Barth et Roger étudient séparément le retentissement exagéré de la voix, ou bronchophonie légère, et la bronchophonie proprement dite qui porte encore les noms de voix bronchique, voix tubaire, voix bourdonnante. Il va sans dire — et ces auteurs le reconnaissent d'ailleurs — qu'il s'agit là, non pas de deux modalités distinctes du retentissement vocal, mais seulement de deux degrés du même phénomène. Ces degrés n'ont pas de limites précises, car ce n'est que par une transition absolument insensible que la voix transmise passe du retentissement physiologique au retentissement anomal le plus prononcé. Ils ne sont pas plus spécialement symptomatiques de telle ou telle affection, mais peuvent se succéder et se succèdent souvent sur le même point, suivant l'âge, l'étendue ou l'intensité de la lésion. Il n'y a donc pas lieu d'établir ainsi des

divisions purement artificielles ; la bronchophonie est légère, forte ou très forte, et il suffit
de lui accoler, suivant les cas, celui de ces qua-
lificatifs qui lui convient, mais son étude séméiologique ne doit pas être scindée.

La bronchophonie n'est donc qu'une exagération plus ou moins marquée du retentissement
normal de la voix. A son degré le plus faible,
elle exige, pour être perçue, des auscultations
comparatives multipliées et une attention soute-
nue ; il est quelquefois nécessaire, pour laisser
toute leur netteté aux sensations perçues par
l'oreille qui ausculte, l'oreille gauche par
exemple, de boucher l'oreille droite et de supprimer ainsi la cause de confusion qui pourrait
résulter de l'audition de la voix directe. Quand
la bronchophonie est plus forte, c'est un phénomène qui s'impose de lui-même et ces précautions sont moins utiles.

La bronchophonie peut s'observer toutes les
fois qu'il existe une condensation du tissu pulmonaire. Cette proposition d'ordre général indique que la bronchophonie vient compléter un
ensemble de signes que nous connaissons déjà ;
elle coïncide, sauf exceptions, avec la diminution du son et l'exagération des vibrations vocales ; ce dernier signe et la bronchophonie ne
sont d'ailleurs que deux expressions différentes
d'un même phénomène physique perçu dans un

cas par la main, dans l'autre par l'oreille.
Quant aux signes stéthoscopiques qui accompagnent le retentissement exagéré de la voix,
ils sont variables suivant les cas : c'est tantôt de
la respiration faible ou nulle, tantôt de la respiration rude, tantôt enfin du souffle tubaire.

D'après ce qui vient d'être dit, la bronchophonie fait partie de la symptomatologie ordinaire
des *tumeurs solides du poumon* (cancer, sar-
come, etc.), des foyers d'apoplexie, des dilatations bronchiques, des scléroses pulmonaires ;
elle peut se montrer dans la *bronchopneumonie*
et même dans la *congestion pulmonaire* ; on
l'observe dans certains cas de *pleurésie à gros
épanchements* ; enfin — et j'ai réservé pour la
fin les cas les plus importants, parce qu'ils sont
de beaucoup les plus fréquents — elle figure
dans les syndromes physiques de la *pneumonie
fibrineuse* et de la *tuberculose*.

Dans la *pneumonie*, la bronchophonie se fait
entendre dès la période d'engoûment, sous
forme d'un très léger retentissement de la voix,
augmente rapidement d'intensité, présente son
maximum au moment et dans les points où le
souffle tubaire a remplacé les râles crépitants,
puis suit une marche inversement décroissante
et s'éteint quand la résolution des exsudats est
achevée. La pneumonie fibrineuse classique, à
la période d'hépatisation, offre donc le type de

la bronchophonie ; mais, dans certaines formes
de la maladie, le phénomène cesse de se produire
ou est plus ou moins altéré ; il n'existe pas dans
la pneumonie massive ; il se transforme souvent
en égophonie dans la splénopneumonie.

La bronchophonie n'indiquant pas autre chose
qu'une condensation du poumon, sa présence
au cours de la *phtisie* n'est possible que quand
les tubercules sont déjà conglomérés. On aurait
donc tort de compter sur ce signe pour établir
le diagnostic précoce de la tuberculose. Son
siège habituel dans cette maladie est naturellement le sommet. Je ne rappelle ici cette proposition banale que pour mettre en garde contre
une cause d'erreur : à la partie postérieure, dans
la région du hile, entre l'épine du scapulum et
la colonne vertébrale, il existe un endroit où, à
cause du voisinage des bronches, la voix présente à l'état normal un retentissement plus
marqué que partout ailleurs, plus marqué aussi
du côté droit que du côté gauche ; j'ai dit plus
haut que le murmure vésiculaire présentait lui-
même en ce point quelques caractères spéciaux ;
si cette particularité n'était présent à l'esprit,
on pourrait commettre de grossières erreurs.

2. **Égophonie** (voix chevrotante ; voix de po-
lichinelle ; voix de jeton ; voix de mirliton). —
Le terme égophonie dont la traduction littérale
est *voix de chèvre*, s'applique à une résonnance

particulière de la voix qui paraît tremblotante
et saccadée et qui, en même temps qu'un timbre
plus aigre, prend une tonalité plus aiguë. Le
bêlement de la chèvre, ou encore la voix d'un
homme qui parle en tenant un jeton entre les
dents (Laënnec), donnent une idée assez exacte
du phénomène.

L'égophonie est, en général, facile à reconnaître et il n'y a guère qu'une cause d'erreur à
éviter, celle qui consisterait à faire considérer
comme pathologique, la transmission normale
d'une voix qui présente naturellement un timbre
nasillard et chevrotant ; dans les cas de ce genre,
la voix se transmet partout avec des caractères
identiques et cela seul est suffisant pour éloigner
l'idée de l'égophonie vraie qui ne s'entend jamais que dans une région circonscrite. Il est
d'ailleurs facile de s'assurer à l'avance du timbre
de voix de la personne qu'on ausculte.

L'intensité du chevrotement est très variable ;
de même, son degré de pureté, ce qui est plus
important ; assez souvent l'égophonie se complique de résonnance exagérée (broncho-égophonie) et il n'est pas toujours facile, ni possible,
de démêler les raisons de cette complexité.

L'égophonie est le plus souvent l'indice d'un
épanchement liquide de la plèvre ; les *épanchements purulents et hémorrhagiques* peuvent lui
donner naissance, mais c'est surtout dans le cas

d'*épanchements séreux* ou *séro-fibrineux* qu'elle
présente ses caractères les plus accusés. Aussi
est-elle un des signes habituels de la *pleurésie
aiguë*. Elle peut s'y montrer de très bonne heure,
deux ou trois jours après l'apparition du point
de côté et des symptômes fébriles ; il suffit, pour
qu'elle apparaisse, qu'il existe déjà un peu de
matité et que les vibrations soient affaiblies à la
partie postéro-inférieure du poumon. L'égophonie occupe alors une zone étroite qui semble ré-
pondre à la limite supérieure de l'espace dans
lequel on constate les signes précédents. Presque
toujours, on trouve en même temps le souffle
doux, voilé, lointain, expirateur qui, ainsi que
je l'ai dit ailleurs, marche de pair avec elle et
semble reconnaître les mêmes causes. A mesure
que l'épanchement augmente, l'égophonie se
déplace de bas en haut, dessinant toujours
approximativement le niveau supérieur du liquide. Elle n'est jamais plus nette que lorsque
la matité arrive vers le milieu de la hauteur du
poumon, en arrière ; l'égophonie occupe alors,
de préférence, l'espace compris entre l'angle inférieur de l'omoplate et la colonne vertébrale,
c'est-à-dire celui ou le souffle voilé est aussi le
plus apparent. Quand l'épanchement augmente
encore, quand la matité monte vers l'épine de
l'omoplate, qu'elle occupe la région axillaire et
apparaît à la partie antérieure du thorax, ou

voit le caractère chevrotant de la voix diminuer,
puis disparaître. Ce phénomène est donc plutôt
en rapport avec la quantité du liquide épanché
qu'avec sa qualité ; il indique un épanchement
petit ou moyen. Voilà pourquoi on le trouve
très rarement à la partie antérieure de la poitrine, cette région ne pouvant être atteinte que
dans les cas de gros épanchements.

Le caractère le plus remarquable de l'égophonie, dans les conditions que je viens de
supposer, c'est-à-dire dans la pleurésie aiguë
séro-fibrineuse, avec épanchement moyen, sans
complication ni affection concomitante, c'est la
parfaite pureté du chevrotement qui est dégagé
de toute résonnance accessoire. Mais il s'en faut
que la pleurésie se présente toujours avec cette
remarquable simplicité de lésions ; dans beaucoup de cas, dans le plus grand nombre même,
l'inflammation exsudative de la plèvre est associée avec une congestion pulmonaire d'étendue
et d'intensité variables ; il en résulte que le chevrotement, tout en restant le caractère dominant
de la voix transmise, est altéré par l'addition
d'un retentissement plus ou moins marqué. Dans
d'autres cas, au lieu d'une pleurésie proprement
dite, avec ou sans congestion pulmonaire, il
s'agit d'une affection du poumon dans laquelle
l'épanchement liquide de la plèvre ne joue qu'un
rôle secondaire : c'est ce qui a lieu dans la *pleuro-*

pneumonie. En pareil cas, ce qui domine c'est la résonnance exagérée de la voix et le caractère chevrotant semble n'exister que par surcroît : c'est ce que l'on appelle la *broncho-égophonie.*

Enfin, il existe une maladie du poumon dans laquelle la plèvre reste absolument indemne ou, en tous cas, ne contient pas d'épanchement liquide, et dans laquelle cependant on peut constater de l'égophonie ; cette maladie est celle que M. Grancher a appelée la *splénopneumonie.* J'ai dû y faire plusieurs fois allusion dans le cours de ces études séméiologiques, et toujours à l'occasion de signes physiques qu'elle partage avec la pleurésie ; c'est qu'en effet le tableau des deux affections est à peu près identique. On trouve dans l'une comme dans l'autre de la matité, une grande diminution ou la suppression totale des vibrations vocales, du souffle voilé ; si, à ces signes, on ajoute l'égophonie, il est facile de concevoir la difficulté que peut présenter un semblable diagnostic. J'ai indiqué, en leur temps et à leur place, les quelques nuances sur lesquelles on pouvait se fonder pour penser que tel ou tel de ces signes pouvait appartenir plutôt à la splénopneumonie qu'à la pleurésie ; de même, l'égophonie de la splénopneumonie ne se présente pas avec la netteté et la pureté de celle qui existe dans les cas types de pleurésie ; mais nous avons vu que, même dans cette dernière maladie, le chevrotement était souvent accompagné de retentissement vocal. D'ailleurs, même en écartant l'idée d'une pleurésie simple, primitive, et en admettant l'hypothèse d'une affection pulmonaire proprement dite, il reste à savoir si celle-ci ne se complique pas d'un épanchement liquide ; existe-t-il une splénopneumonie ou une pleuro-pneumonie ? Dans ces termes, la question est souvent insoluble de par les signes physiques, et la ponction exploratrice peut seule permettre de se prononcer.

Laënnec expliquait l'égophonie par l'aplatissement des tuyaux bronchiques sous l'influence de la compression exercée sur le poumon et il admettait comme cause accessoire, « l'interposition d'une couche de liquide mince et susceptible d'être agitée par les vibrations de la voix ». L'aplatissement des bronches joue sans doute un rôle dans la production du phénomène, mais ce rôle est moins important que ne le pensait Laënnec ; l'égophonie existe avec de très petits épanchements, alors qu'on ne saurait invoquer une compression suffisante pour en aplatir les tuyaux bronchiques, elle n'existe plus quand l'épanchement est devenu un peu abondant et quand cet aplatissement aurait précisément le plus de chances de se produire. D'ailleurs les tumeurs ganglionnaires péribronchiques, les hépatisations qui siègent près des grosses bron-

ches et qui les compriment ne donnent pas lieu
à de l'égophonie ; il faut donc autre chose que
cet aplatissement des bronches et cette autre
chose, c'est la présence du liquide ; mais il est
nécessaire que celui-ci ait une disposition particulière, qu'il soit lamelliforme, au moins sur
une de ses parties et, comme cette disposition
est réalisée dans les épanchements moyens à
leur partie supérieure, c'est précisément dans
ces conditions que l'on constate l'égophonie,

La présence du liquide est donc, dans la pleurésie, la cause principale de l'égophonie ; mais
du moment que le même phénomène existe dans
la splénopneumonie, on est bien obligé d'admettre aussi que le liquide intra-pleural n'est
pas indispensable et que d'autres conditions
physiques peuvent en tenir lieu. Au nombre de
ces conditions, le caractère plus ou moins fluide
des exsudats intraalvéolaires et intrabronchiques
réclame évidemment une place importante.

3. Pectoriloquie (voix caverneuse). — A
chaque variété du souffle correspond une transmission vocale particulière. Nous avons vu la
bronchophonie s'associer avec le souffle tubaire,
tandis que le souffle doux et voilé s'accompagne
plus volontiers d'égophonie ; au souffle caverneux correspond la voix caverneuse.

La voix caverneuse donne à l'oreille, comme
son nom l'indique, la sensation d'une cavité sous-

jacente dans laquelle les ondes sonores viennent
prendre une résonnance et un timbre spéciaux.
Cette résonnance et ce timbre sont quelquefois
les seuls caractères appréciables de ce signe physique, mais, dans certains cas, il s'y joint une
autre sensation anormale : la voix paraît nettement articulée, comme si le malade parlait
devant l'oreille, ou plutôt elle semble sortir directement de la poitrine. Cette sensation qui est
exactement représentée par le terme de *pectoriloquie* est, en effet, des plus nettes dans les cas
où la caverne est spacieuse et superficielle ; mais
dans les conditions opposées, la pectoriloquie
devient confuse ou cesse d'exister ; il ne faudrait
donc pas trop compter sur ce phénomène physique pour le diagnostic des cavités pathologiques et le caractère caverneux de la voix est
un signe certainement plus précieux parce qu'il
est plus fréquemment observé.

La voix caverneuse et la pectoriloquie peuvent se produire toutes les fois qu'une *cavité
anormale* existe dans le poumon. La valeur séméiologique de ces signes est exactement la
même que celle du souffle caverneux ; je renvoie
donc, pour éviter des redites, au chapitre consacré à ce dernier.

4. **Voix amphorique.** — Je serai très bref
aussi sur la voix amphorique parce que, com-
pagne habituelle du souffle de même nom, elle

n'a pas d'autre signification que lui. Je renvoie donc, pour la définition du mot amphorique et pour la valeur séméiologique de ce mode de transmission de la voix, au chapitre consacré à l'étude du souffle amphorique.

III. AUSCULTATION DE LA VOIX APHONE

Quand on demande à un individu bien portant de prononcer *à voix basse* le chiffre *trente-trois* en ayant soin d'articuler toutes les syllabes, et quand, pendant ce temps, on applique l'oreille sur un point quelconque du thorax, on perçoit une sensation confuse donnant à penser que l'individu fait effort pour parler, plutôt qu'il ne parle ; mais on ne distingue ni les mots ni les syllabes, le chuchotement n'est transmis à aucun degré à travers la poitrine.

Dans certains états pathologiques, cette voix chuchotée se transmet, au contraire, avec une remarquable netteté ; tous les détails de la prononciation sont perçus et aucune syllabe n'échappe à l'observateur ; on dirait que le chuchotement se produit contre l'oreille, immédiatement sous la paroi ; c'est à ce signe que l'on a justement donné le nom de *pectoriloquie aphone*.

Le mode de transmission de la voix chuchotée avait complètement échappé à Laënnec et à ses

successeurs immédiats, et c'est à Baccelli, de
Rome, qu'on attribue le mérite d'avoir appelé le
premier l'attention sur ce point.

Sans disputer à ce médecin l'honneur d'une
découverte dont l'importance avait d'ailleurs été
tout d'abord très exagérée, il me sera bien permis
de faire remarquer que le fait même de la pectoriloquie aphone était connu en France de
quelques médecins. Voici, en effet, une curieuse
remarque que je retrouve dans l'ouvrage classique de MM. Barth et Roger (7ᵉ édit., 1870,
p. 204 et 205). « Quand le ramollissement des
tubercules pulmonaires coïncide avec des ulcérations du larynx, la *voix éteinte* du phtisique
donne lieu à une voix caverneuse éteinte : *on
dirait que le malade vous parle bas dans le
tuyau du stéthoscope* ». Ces derniers mots sont
la paraphrase du terme pectoriloquie aphone et,
en fait, c'est bien de pectoriloquie aphone qu'il
s'agit, car il importe peu que la voix soit aphone
par suite d'ulcérations laryngées ou qu'elle le
soit volontairement ; c'est la transmission du
chuchotement qui constitue le fait intéressant.

Baccelli fit de la pectoriloquie aphone un signe
exclusif de *pleurésie* ; bien plus, il affirma
qu'elle n'existait que dans les cas d'*épanchements séreux* ou *séro-fibrineux*, qu'elle devenait
d'autant moins nette que le liquide contenait
plus d'éléments figurés (hématies ou leucocytes)

et qu'elle faisait défaut dans les pleurésies purulentes et hémorrhagiques. La pectoriloquie
aphone prenait ainsi une importance considérable, en renseignant facilement et avec certitude
sur la nature du liquide épanché.

Toutes ces assertions étaient inexactes ou très
exagérées. M. Guéneau de Mussy après avoir
d'abord accepté les conclusions de Baccelli,
signala un certain nombre de cas de pleurésies
séro-fibrineuses où la pectoriloquie aphone
n'existait pas et d'autres cas de *pleurésies séro-
purulentes* où elle existait. M. Jaccoud en
constata la présence dans des cas de *pleurésie
purulente multiloculaire* et de *pleurésie hémor-
rhagique*. Les observations contradictoires se
sont multipliées depuis, et il est avéré aujour-
d'hui pour tout le monde que la pectoriloquie
aphone ne peut pas servir à déterminer la nature
des épanchements pleuraux. Mais elle n'appartient même pas exclusivement à ces épanchements : j'ai rappelé plus haut l'observation
passée inaperçue de MM. Barth et Roger sur la
voix caverneuse éteinte, qui n'est autre que la
pectoriloquie aphone, et que ces auteurs regar-
daient comme symptomatique des *cavernes*.
Cette observation se trouve confirmée par M. Jaccoud qui a constaté le même phénomène dans
un grand nombre de cas d'excavations tuberculeuses présentant comme particularités com-

munes : un souffle caverneux fort et l'adhérence
de la caverne à la paroi thoracique. Le même
clinicien a rencontré la pectoriloquie aphone
dans de nombreux cas de *pneumonie franche,*
dans deux cas d'*induration tuberculeuse* des
sommets, dans trois cas de *pneumothorax partiel*; M. Grancher la signale comme commune
dans la *splénopneumonie.* Bref, les affections
pleuro-pulmonaires où la présence de ce signe
physique a été constatée sont les plus nombreuses et les plus diverses. Il est vrai que la
condition la plus favorable à sa production est
l'existence d'un épanchement pleural et qu'on
ne trouve jamais la pectoriloquie aphone plus
nette que dans les cas de pleurésie séro-fibrineuse à épanchement moyen. Mais, ce sont là
des degrés ou même des nuances dont l'appréciation est délicate et dont la valeur est forcément relative ; ce n'est pas sur de pareils
éléments qu'on peut fonder un diagnostic certain.

IV. AUSCULTATION DE LA TOUX

Toutes les fois que l'auscultation de la toux
est possible, elle doit être faite après celle de la
voix et, bien qu'elle ne fournisse que des indications de même ordre, elle peut être utile cependant, en confirmant ou en accentuant les signes

fournis par le mode de transmission de la voix.

A la bronchophonie, correspond la *toux reten-tissante, bronchique* ou *tubaire.*

A la voix caverneuse correspond la *toux ca-verneuse* ; mais, si le premier de ces signes est parfois assez difficile à distinguer de la broncho-phonie, le second présente quelque chose de spécial qui le sépare nettement de la toux bron-chique : c'est la sensation de déchirement pénible ou même douloureux, que perçoit l'oreille qui ausculte ; cette sensation est telle qu'il est diffi-cile de s'y tromper et on peut dire, sans exagéra-tion, que la toux caverneuse, quand elle est bien prononcée, est le plus sûr de tous les signes des excavations.

Enfin, avec la voix amphorique coïncide le *retentissement amphorique* de la toux.

Je ne fais qu'indiquer ces modes de transmis-sion de la toux. Pour tout ce qui concerne leur valeur séméiologique, on peut se reporter aux chapitres relatifs aux souffles ou à l'auscultation de la voix.

Mais s'il faut ausculter la toux pour elle-même, il faut l'ausculter surtout pour les signes qu'elle peut faire naître ou qui, existant déjà, sont mieux mis en évidence par elle ; et ici on peut avancer que, dans un grand nombre de cas, cette recherche est indispensable.

Beaucoup de personnes se prêtent si mal à

l'auscultation, respirent si faiblement, si super-
ficiellement ou si lentement, qu'il est impossible
de se rendre compte des qualités vraies du murmure vésiculaire, à moins de recourir à un arti-
fice et de prier le malade de tousser chaque fois
que l'on place l'oreille sur un point nouveau du
thorax : toute quinte de toux étant précédée et
surtout suivie d'une inspiration profonde, on saisit
ce moment pour étudier les qualités du murmure.

Précisément parce qu'elle oblige à un acte
respiratoire forcé, la toux peut provoquer l'apparition des signes physiques qui ne se manifestent
pas dans les conditions normales de la respiration. C'est ce qui peut arriver pour tous les râles
sous-crépitants dont la production est subor-
donnée à la rapidité et à la force du courant
d'air intra-bronchique ; le cas le plus intéressant
est celui qui est relatif aux craquements de la tuberculose : la toux provoquée est souvent le seul
moyen de les mettre en évidence et, par conséquent, de constater le début du ramollissement.

La toux peut même faire apparaître des souffles
et mettre sur la voix de pleurésies, de pneumonies ou de congestions pulmonaires qui, sans
elle, passeraient inaperçues ; assez souvent c'est
elle seule qui, en faisant entendre le tintement
métallique, démontre l'existence d'un pneumothorax que rien, jusque-là, ne laissait soupçonner.

CHAPITRE VI

—

MÉTHODES COMPLEXES

Il me reste à parler de quelques signes dont la recherche nécessite l'intervention simultanée de deux méthodes d'exploration.

A. La mise en œuvre combinée de *l'auscultation* et de la *succussion* a fait découvrir à Laënnec un signe d'une grande valeur appelé la **fluctuation thoracique**. Ce signe était, il est vrai, connu d'Hippocrate qui pratiquait souvent la succussion des malades et qui considérait la fluctuation comme un moyen sûr de reconnaître l'empyème ; mais il était complètement oublié. Laënnec en reprit l'étude et montra du même coup quelles sont les véritables causes de sa production.

Pour chercher la fluctuation thoracique, il faut faire asseoir le malade sur son lit et, pendant qu'on applique l'oreille sur sa poitrine, lui imprimer une secousse brusque, soit en le prenant à bras le corps et en le déplaçant latéralement, soit en le poussant fortement par le bras ou l'épaule. Certains malades, comprenant ce que l'on cherche à produire, exécutent très bien d'eux-mêmes les mouvements nécessaires. Lorsqu'il existe dans la poitrine une vaste cavité contenant à la fois des gaz et des liquides, ces manœuvres font entendre une sorte de clapotement ou de cliquetis fort analogue au bruit que l'on produit en secouant une bouteille à moitié pleine de liquide. Cette fluctuation ne peut être confondue qu'avec le clapotement qui se produit dans l'estomac, dans les cas si fréquents où cet organe est dilaté ; il suffit d'être prévenu de cette cause d'erreur, déjà signalée par Laënnec, pour qu'il soit facile de l'éviter.

La fluctuation thoracique se rencontre au plus haut degré dans l'*hydropneumothorax ;* mais, si le liquide est indispensable à sa production, il faut aussi qu'il soit en quantité modérée. En tout cas, la fluctuation devient moins nette à mesure que le liquide devient plus abondant.

La fluctuation thoracique existe aussi dans les très grandes *excavations tuberculeuses,* mais le cas est fort rare et Laënnec lui-même ne l'a rencontré qu'une fois, chez un malade dont le poumon était transformé dans ses deux tiers inférieurs en une énorme excavation. En dépit de cette exception, la fluctuation thoracique a une valeur séméiologique très grande, car la dif-

ficulté que l'on a le plus souvent à résoudre,
consiste à diagnostiquer l'hydropneumothorax,
non pas d'une caverne, mais d'autres affections
caractérisées par une respiration silencieuse, des
vibrations vocales nulles et de la matité. Certains hydropneumothorax, dans lesquels l'épanchement liquide est très abondant, simulent une
pleurésie ; dans des cas de ce genre, l'existence
de la fluctuation thoracique supprimerait du
coup toute hésitation.

B. Le **Bruit d'airain**, découvert par Trousseau,
est un bruit particulier que l'on perçoit en *auscultant* un malade atteint de pneumothorax,
pendant qu'un aide *percute* la région opposée
avec deux pièces de monnaie frappant l'une sur
l'autre. Sur le côté sain, on entend un bruit sec
et bref ; sur le côté où siège l'épanchement
gazeux, le bruit prend un retentissement métallique dont l'écho se prolonge un certain temps.
Le bruit d'airain s'entend dans l'*hydropneumothorax* comme dans le *pneumothorax* simple,
mais on ne le trouve pas dans tous les cas et,
dans un cas donné, il est loin de présenter constamment la même intensité ; il est probable que
son existence est liée au degré de tension de
l'épanchement gazeux.

Le bruit d'airain est-il pathognomonique du
pneumothorax ? Certaines observations semblent
prouver que les *cavernes* peuvent aussi lui don-

ner naissance, à la condition qu'elles soient très spacieuses et très superficielles.

La recherche du bruit d'airain est la seule application vraiment utile de l'auscultation combinée avec la percussion. Piorry, qui avait l'habitude de recourir à cette méthode complexe, et qui avait même construit un *plestéthoscope*, n'en obtint que des résultats insignifiants. Guéneau de Mussy reprit l'œuvre de Piorry et s'efforça de vulgariser l'*auscultation plessimétrique*, mais sans plus de succès que son devancier. Ces tentatives paraissaient oubliées, quand de nouvelles recherches et l'invention d'un instrument sont venues donner à la question un regain d'actualité.

Suivant le Dr Oriou, à qui j'emprunte quelques-uns de ces détails historiques (*de la Phonendoscopie*, etc. Arch. de méd. et de Ph. milit., n° 4, 1897), le Dr Bendersky, de Kiew, présenta au Congrès International de médecine de Rome, en 1895, une sorte de stéthoscope muni d'une caisse de renforcement à l'aide duquel il prétendait déterminer les limites exactes des différents organes. Pour cela, il plaçait son instrument au niveau de l'organe à explorer et, avec un doigt de la main droite, il percutait ou même frottait légèrement la peau des régions voisines. Le bruit renforcé qui parvenait à l'oreille à l'aide de tubes de caoutchouc cessait de se produire dès que le doigt explorateur dépassait les limites de l'organe sous-jacent.

Le phonendoscope de MM. Bianchi et Bazzi n'est évidemment qu'une variante ou, si l'on veut, qu'un perfectionnement de l'appareil de M. Bendersky. Il est essentiellement constitué par une tige métallique de 5 à 6 centimètres de hauteur, terminée à une extrémité par un bouton et venant se visser, par l'autre extrémité, au centre de la face inférieure d'un tambour qui fait l'office de caisse de résonance. Les deux faces de ce tambour sont des plaques d'ébonite. De sa face supérieure partent deux tubes de caoutchouc terminés par des embouts auriculaires, et ces tubes eux-mêmes peuvent se ramifier en 4, 8 ou 12 tubes secondaires, de manière à ce que plusieurs personnes puissent participer simultanément à la même exploration.

On peut se servir de cet instrument pour l'auscultation simple et pour l'auscultation plessimétrique. Dans le premier cas, il faut dévisser la tige inférieure et appliquer le tambour directement sur la paroi thoracique. Les bruits que l'on perçoit ainsi sont considérablement amplifiés et il est certain que le phonendoscope rend des services toutes les fois qu'il s'agit de percevoir des bruits de faible intensité, à la condition toutefois que l'oreille ait pris l'habitude de l'instrument et se soit accommodée à ces conditions

nouvelles de l'audition. Pour l'auscultation de
certains bruits de souffle cardiaques, par exemple,
le phonendoscope — tout le monde s'accorde à
le reconnaître — peut devenir vraiment précieux. Il m'a paru, comme à la plupart des ob-
servateurs, que, pour l'audition des bruits normaux ou pathologiques qui se produisent dans
la poitrine, l'auscultation directe restait supérieure à l'emploi du phonendoscope.

Pour pratiquer l'auscultation plessimétrique,
qui constitue à proprement parler la phonendoscopie, on prend de la main gauche l'instrument muni de sa tige, on en place le bouton sur
la partie du corps qui se trouve le plus immédiatement en rapport avec l'organe à explorer ;
puis, avec le pouce de la main droite, on exerce
sur la peau des régions voisines de légers frottements. Tant que la partie du corps sur laquelle
on exerce ces frottements est en rapport, non
pas seulement avec l'organe en question, mais
encore avec ce qui en représenterait la projection sur la paroi, le bruit produit par le doigt
se transmet à l'oreille avec la plus grande facilité ; il cesse d'être entendu, au contraire, dès
qu'on dépasse les limites de l'organe. En multi-
pliant les explorations tout autour de l'instrument, et en réunissant par un trait les divers
points au niveau desquels les frottements
cessent d'être perçus, on obtient une figure qui

représente exactement celle de l'organe. Les
vibrations sonores produites par les frottements
et transmises à l'oreille par le phonendoscope
sont indépendantes de la structure des organes : que l'on explore le poumon, le foie ou
l'estomac, le son perçu est à peu près identique.
En revanche, toute interruption dans la continuité du tissu arrête brusquement les vibrations, et, pour explorer en totalité un organe
divisé naturellement en plusieurs compartiments il faut déplacer le bouton du phonendoscope pour le mettre en rapport avec chacun de
ces compartiments : c'est ainsi que les scissures
interlobaires opposent aux vibrations sonores
une barrière infranchissable et que chaque lobe
des poumons doit être examiné séparément ; le
ligament suspenseur joue le même rôle par rapport aux deux lobes du foie.

En ce qui concerne le cœur, les cloisons qui
séparent les cavités les unes des autres arrêtent
aussi les vibrations, d'où il résulte que l'on peut,
par des explorations successives, déterminer les
dimensions de chacune de ces cavités. Cependant
il y a un point où l'application du bouton phonendoscopique permet d'étudier le cœur dans
son ensemble ; ce point qui correspond à l'inter-
section des quatre cloisons est situé dans le quatrième espace intercostal, très près et à gauche
du sternum.

La communication de ces intéressants résultats faite par M. Bianchi à la Société de Biologie (*Comptes Rendus de la Soc. de Biol.*, 6 mars 1896), suscita un peu partout des recherches et bientôt parurent un certain nombre de travaux dont les conclusions étaient très différentes.

Parmi les défenseurs enthousiastes de la nouvelle méthode d'exploration, il faut citer M. Comte (*Presse médicale*, 7 mars 1896) et M. Fernand Lagrange (*Revue des maladies de la nutrition*, 5 avril 1896).

Au contraire, M. Bouveret, de Lyon, lui adresse des critiques sévères (*Lyon médical*, mai 1896), M. Bouveret reconnaît que le phonendoscope est un bon stéthoscope *amplificateur* ; mais il déclare qu'il ne donne pas les résultats annoncés par son auteur au moins quant à l'exploration des organes thoraciques et abdominaux et qu'il ne permet pas de délimiter ces organes. Dans l'exploration phonendoscopique c'est la paroi qui vibre, mais non l'organe sousjacent.

C'est à des conclusions à peu près identiques qu'arrive M. Oriou, dans le travail que j'ai cité plus haut.

Les différences d'appréciation à l'égard du phonendoscope tiennent sans doute, au moins en partie, à la manière de s'en servir. J'ai eu la bonne fortune de voir M. Bianchi lui-même en

faire usage dans mon service et mes élèves et
moi, qui participions à ses explorations, n'avons
pu qu'admirer la facilité et la précision avec lesquelles il déterminait la forme et les limites des
divers organes. Il est vrai que M. Bianchi a ac-
quis par un long usage une virtuosité à laquelle
peu de personnes peuvent prétendre, et ceci
constitue dejà presque une critique à l'adresse
de son instrument.

Au surplus, cette question de délimitation
d'organes qui présente une importance capitale
quand il s'agit du cœur, ou bien du foie et des
autres organes abdominaux, devient presque
oiseuse quand il s'agit du poumon. Le Dr Bianchi m'a bien montré qu'il était possible de se
rendre compte de l'activité fonctionnelle de cet
organe et de la mesure de son ampliation en no-
tant le déplacement de ses lobes dans l'inspiration et dans l'expiration, et il m'a fait voir qu'on
pouvait tirer parti de cette notion pour préciser
le diagnostic et le pronostic de certaines affections
thoraciques ; mais ce sont là, il faut le reconnaître, des résultats assez insignifiants en regard
de la difficulté qu'on a à les obtenir et de la
perte de temps qu'ils occasionnent.

D'autre part, les vibrations phonendoscopiques
n'étant modifiées que par le défaut de continuité du tissu et non par les différences de
structure ou de densité, l'instrument ne peut

être d'aucun secours pour le diagnostic des diverses affections broncho-pulmonaires; le son obtenu au niveau d'un poumon normal n'est pas sensiblement différent de celui qui se produit au-dessus d'une pneumonie, d'une infiltration tuberculeuse ou d'une tumeur quelconque ; seul, l'épanchement pleurétique est accessible à la phonendoscopie qui permet d'en déterminer les limites avec précision.

Nous pouvons donc conclure que le phonendoscope peut rendre quelques services au médecin, à titre de stéthoscope amplificateur ; mais que la phonendoscopie ne trouve, dans le diagnostic des maladies des voies respiratoires, que des applications très restreintes et d'une importance secondaire.

CHAPÍTRE VII

—

RADIOSCOPIE ET RADIOGRAPHIE

La découverte de la photographie à travers les corps opaques fut immédiatement utilisée en chirurgie, puis en médecine ; et les résultats déjà obtenus par ce procédé d'investigation clinique sont assez intéressants pour qu'il ne soit pas possible de les passer ici sous silence. Sans entrer dans la description des appareils qui sont connus de tout le monde, je rappellerai que les propriétés des radiations cathodiques du tube de Crookes sont utilisées sous deux formes : la radioscopie consiste à examiner sur un écran fluorescent la projection des parties opaques du corps traversé par ces radiations ; la radiographie fixe ces opacités sur le papier, à l'aide de la photographie. Chacun des deux procédés présente son utilité et il n'y a pas lieu de faire un choix entre les deux. Cependant, dans la pratique courante, l'examen radioscopique a l'avantage d'exiger un temps très court et de donner tout de suite le renseignement qu'on désire. De plus, quand il s'agit de l'examen des organes thoraciques, il permet de constater *de visu* les mouvements des poumons et du diaphragme, les battements du cœur et des gros vaisseaux ; ces renseignements qui peuvent avoir une grande importance ne sauraient être demandés à la radiographie.

Examiné à l'écran, et par sa face antérieure, le thorax d'un homme en bonne santé apparaît de la manière suivante : tous les détails du squelette, ie sternum, les côtes, les clavicules apparaissent en noir foncé, de même que la colonne vertébrale et l'épine de l'omoplate quand on regarde le sujet par le dos ; le cœur forme une plaque également très foncée cachée dans sa plus grande partie par le sternum qu'elle dépasse un peu à droite, un peu plus à gauche. Tout le reste de l'espace situé entre les côtes appartient aux poumons dont la transparence est parfaite.

C'est cette transparence qui est altérée dans les divers états pathologiques, quand le tissu pulmonaire est assez modifié dans sa structure pour intercepter les rayons X. Les lésions, de quelque nature qu'elles soient, apparaissent donc sous la forme de taches opaques ; qu'il s'agisse de plaques de pachypleurite ou d'épanchements liquides, d'infiltrations tuberculeuses, de foyers de pneumonie ou de tumeurs, la seule chose que perçoive l'œil de l'observateur est une teinte plus ou moins foncée se détachant sur le fond transparent du reste de l'organe.

La radioscopie fournit ainsi un signe nouveau qui permet d'affirmer d'une manière absolue l'existence d'une lésion et d'en préciser le siège et les dimensions ; la constatation d'une opacité sur l'écran a la même signification que celle d'une matité, par exemple ; mais il existe des lésions profondes qui sont inaccessibles à la percussion et que la radioscopie met en évidence.

Dans certains cas, la radioscopie et la radiographie suffisent, à elles seules, pour établir un diagnostic différentiel. Dans la pleurésie, par exemple, l'épanchement supprime la transparence pulmonaire ; s'il est de moyenne abondance, l'opacité est complète à la base du poumon, où elle se confond avec celle du foie, et va en diminuant à mesure qu'on approche du niveau supérieur du liquide. A vrai dire, si l'on se contente d'un seul examen, il n'est guère possible de décider s'il s'agit d'un épanchement ou de fausses membranes ; mais des explorations successives, faites à quelques jours d'intervalle, permettent de saisir sur le vif les variations de volume du liquide, et, dès lors, l'hésitation n'est plus possible.

Dans l'hydropneumothorax, le côté malade apparaît, suivant la remarque de M. Béclère,

comme un verre à moitié plein d'encre : la
partie supérieure, très claire, correspondant à
l'épanchement gazeux, la partie inférieure,
complètement opaque, à l'épanchement liquide.
Dans cette affection, comme l'indique Béclère,
la radioscopie présente, sur les autres méthodes
d'examen, cet avantage qu'elle permet de se rendre compte du siège, de la forme et du volume
du moignon pulmonaire.

Les bronchites n'altèrent en rien la transparence normale du poumon. Ce signe négatif
peut avoir une certaine importance ; car, comme
la bronchite n'est parfois qu'une complication
derrière laquelle peuvent se masquer des lésions
plus graves, l'association de la radiographie
aux autres méthodes d'examen met ces lésions
en évidence ou permet de les éliminer.

L'emphysème vésiculaire a la propriété d'augmenter la transparence des poumons qu'on voit,
sur l'écran, plus clairs et plus volumineux qu'à
l'état normal. D'après la remarque de M. Claude
(*Rayons X et Tuberculose. Rapport au IVe congrès pour l'étude de la Tuberculose*. Bulletin
médical, n° 16, 1898), en même temps que la
clarté du poumon emphysémateux est exagérée,
les côtes se distinguent moins bien, ce qui s'explique peut-être, selon l'auteur, par une modification de la composition chimique des os et
une diminution de leurs éléments calciques.

Les lésions tuberculeuses à l'état d'infiltrations se manifestent sous l'apparence de taches opaques, et le siège de ces dernières dans les lobes supérieurs permet de les rapporter à leur véritable nature. Quand les foyers d'infiltration sont creusés de cavernes, celles-ci n'apparaissent pas le plus souvent, noyées qu'elles sont dans l'opacité des lésions avoisinantes ; mais si elles sont spacieuses et pleines d'air, et surtout si la coque de tissu tuberculeux qui les entoure n'est pas trop épaisse, elles se présentent sur l'écran sous la forme d'espaces clairs entourés d'une zone plus sombre.

Dans le rapport très remarquable qu'il a lu au dernier Congrès de la Tuberculose (*Bulletin Médical*, n° 61, 1898), M. Béclère insiste sur l'importance de la radioscopie et de la radiographie pour la délimitation des lésions « sur laquelle elles renseignent mieux que les autres modes d'examen ». Cette dernière affirmation me paraît au moins exagérée. Quand les lésions tuberculeuses sont assez importantes pour se traduire sur l'écran par des opacités perceptibles, j'accorde que la radioscopie indique la largeur et la hauteur de ces lésions avec une précision relative ; encore laisse-t-elle ignorer souvent les altérations plus ténues qui siègent à la périphérie du gros foyer d'infiltration et qui, insuffisantes pour intercepter les rayons X, sont cependant accessibles à l'auscultation, et même à la percussion. Quant à la profondeur de ces lésions, à l'espace qu'elles occupent dans l'épaisseur du poumon, c'est un point sur lequel la radioscopie ne peut guère donner des renseignements, tandis que la percussion et l'auscultation, pratiquées successivement dans les régions antérieure et postérieure, permettent ordinairement de le déterminer avec assez de précision. Enfin, s'il s'agit d'établir le degré d'évolution auquel sont parvenus les foyers tuberculeux, la radioscopie reste muette. J'ai dit plus haut les circonstances exceptionnelles dans lesquelles il était possible de diagnostiquer une caverne. Mais le ramollissement ne se diagnostique jamais, ne se soupçonne même pas, tandis que l'auscultation en décèle jusqu'aux premiers indices.

Dans tout ce que je viens de dire, il n'est question que de lésions grossières dont la reconnaissance par les procédés classiques d'examen est toujours facile; la méthode nouvelle y ajoute l'appoint d'un signe nouveau qui n'est pas à dédaigner, mais dont il est inutile d'exagérer l'importance.

Quand il s'agit de lésions plus discrètes, de tubercules crus disséminés, les résultats fournis par l'écran fluorescent ou par la plaque photographique sont déjà beaucoup moins nets et d'une appréciation beaucoup plus délicate : ce n'est plus qu'une diminution de la clarté normale au sommet ; il faut y joindre pourtant le signe de Willams cité par Béclère, à savoir la diminution de l'incursion inspiratoire du diaphragme, du côté malade. Mais si le diaphragme se trouve gêné à ce point dans son fonctionnement, c'est sans doute qu'il existe déjà des lésions pleurales et pulmonaires bien considérables !

Mais abordons maintenant le côté le plus intéressant — sinon le seul important — du sujet, je veux parler du diagnostic vraiment précoce de la tuberculose. M. Béclère a très nettement posé la question dans son rapport ; car, parlant de la tuberculose à la période de *germination*, il se demande si, dans la poursuite du diagnostic, la radioscopie et la radiographie peuvent devancer les autres modes d'examen.

Avec la loyauté scientifique qui le caractérise, M. Béclère reconnaît avoir trouvé des malades « chez qui la radioscopie ne révélait pas de différence de transparence entre les deux sommets, tandis que l'auscultation indiquait d'un côté des troubles certains du murmure respiratoire ». Mes observations concordent pleinement avec les siennes et j'ajoute que je n'ai jamais constaté le fait inverse. Il est vrai que mes examens n'ont pas été assez nombreux pour

que je leur attribue une valeur décisive ; mais
personne non plus n'a expressément affirmé ce
fait inverse et j'avoue que, différant en cela de
M. Béclère, je le considère comme invraisem-
blable. Au nom de la logique, en effet, il est
impossible d'admettre que des lésions aussi minimes et aussi disséminées que celles dont il
s'agit, lésions tellement ténues que même, à
l'autopsie sur une coupe du poumon, l'œil ne
peut les apercevoir, il est impossible, dis-je,
d'admettre que de pareilles lésions interceptent
quoi que ce soit des rayons Rœntgen, au point
de diminuer dans une mesure appréciable la
transparence du poumon. Et cependant, dès ce
moment là, l'auscultation fait entendre une respiration anormale qui, le plus souvent, permet
d'établir le diagnostic. Certes, les lésions conti-
nuant à évoluer, il arrivera un moment où elles
deviendront apparentes sur l'écran ; mais à ce
moment-là, il ne s'agit plus de la période de
germination ; c'est la période de conglomération
qui est constituée, et les modifications du son
et des vibrations viendront s'ajouter aux signes
stéthoscopiques, si même ces modifications n'ont
pas devancé le moment où la radioscopie entre
utilement en scène.

Il ne faut donc pas dire, avec M. Béclère, que
« la radioscopie ne devance pas toujours l'auscultation, mais est souvent devancée par elle » ;

dans l'état actuel des choses et en attendant
que la nouvelle méthode se soit encore perfec-
tionnée, c'est l'auscultation qui devance toujours la radioscopie. En matière de diagnostic
précoce de la tuberculose, il n'y a qu'un moyen
qui prime et qui devance l'auscultation : c'est
l'injection de tuberculine ; encore ce moyen est-il
à la fois infidèle et dangereux.

En revanche, la radioscopie rend des services
inappréciables dans le diagnostic des tumeurs
intra-thoraciques, de l'adénopathie trachéo-bronchique, des anévrysmes de l'aorte.

Pour me résumer, je dirai que la radioscopie
et la radiographie doivent prendre place — non
pas au-dessus — mais à côté des méthodes classiques d'exploration. Dès aujourd'hui, elles four-
nissent à la clinique des maladies des voies respiratoires des indications extrêmement utiles,
et il n'est pas défendu d'espérer qu'elles feront
plus encore, quand elles auront atteint un plus
haut degré de perfection.

TABLE DES MATIÈRES

—

CHAPITRE IV

CHAPITRE V

CHAPITRE VI

CHAPITRE VII

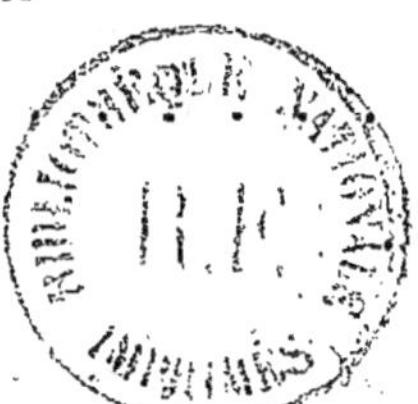

CHARCOT — BOUCHARD — BRISSAUD.

BABINSKI, BALLET, P. BLOCQ, BOIX, BRAULT, CHANTEMESSE, CHARRIN, CHAUFFARD, COURTOIS-SUFFIT, DUTIL, GILBERT, GUIGNARD, L. GUINON, G. GUINON, HALLION, LAMY, LE GENDRE, MARFAN, MARIE, MATHIEU, NETTER, ŒTTINGER, ANDRÉ PETIT, RICHARDIÈRE, ROGER, RUAULT, SOUQUES, THIBIERGE, THOINOT, FERNAND WIDAL.

Traité de Médecine

DEUXIÈME ÉDITION

PUBLIÉ SOUS LA DIRECTION DE MM.

BOUCHARD	BRISSAUD
Professeur à la Faculté de médecine de Paris, Membre de l'Institut.	Professeur à la Faculté de médecine de Paris, Médecin de l'hôpital Saint-Antoine.

10 vol. gr. in-8°, av. fig. dans le texte. *En souscription.* **150** fr.

TOME Ier

1 vol. gr. in-8° de 845 pages, avec figures dans le texte. **16 fr.**

Les Bactéries, par L. GUIGNARD, membre de l'Institut et de l'Académie de médecine, professeur à l'Ecole de Pharmacie de Paris. — **Pathologie générale infectieuse,** par A. CHARRIN, professeur remplaçant au Collège de France, directeur du laboratoire de médecine expérimentale, médecin des hôpitaux. — **Troubles et maladies de la Nutrition,** par PAUL LE GENDRE, médecin de l'hôpital Tenon. — **Maladies infectieuses communes à l'homme et aux animaux,** par G.-H. ROGER, professeur agrégé, médecin de l'hôpital de la Porte-d'Aubervilliers.

TOME II

1 vol. grand in-8° de 894 pages avec figures dans le texte. **16 fr.**

Fièvre typhoïde, par A. CHANTEMESSE, professeur à la Faculté de médecine de Paris, médecin des hôpitaux. — **Maladies infectieuses,** par F. WIDAL, professeur agrégé, médecin des hôpitaux de Paris. — **Typhus exanthématique,** par L.-H. THOINOT, professeur agrégé, médecin des hôpitaux de Paris. — **Fièvres éruptives,** par L. GUINON, médecin des hôpitaux de Paris. — **Erysipèle,** par E. BOIX, chef de laboratoire à la Faculté. — **Diphtérie,** par A. RUAULT. — **Rhumatisme,** par ŒTTINGER, médecin des hôpitaux de Paris. — **Scorbut,** par TOLLEMER, ancien interne des hôpitaux.

TOME III

1 vol. grand in-8° de 702 pages avec figures dans le texte. **16 fr.**

Maladies cutanées, par G. THIBIERGE, médecin de l'hôpital de la Pitié. — **Maladies vénériennes,** par G. THIBIERGE. — **Maladies du sang,** par A. GILBERT, professeur agrégé, médecin des hôpitaux de Paris. — **Intoxications,** par A. RICHARDIÈRE, médecin des hôpitaux de Paris.

TOME IV

1 vol. grand in-8° de 680 pages avec figures dans le texte. **16 fr.**

Maladies de la bouche et du pharynx, par A. RUAULT. — **Maladies de l'estomac,** par A. MATHIEU, médecin de l'hôpital Andral. — **Maladies du pancréas,** par A. MATHIEU. — **Maladies de l'intestin,** par COURTOIS-SUFFIT, médecin des hôpitaux. — **Maladies du péritoine,** par COURTOIS-SUFFIT.

TOME V

1 vol. gr. in-8° avec fig. en noir et en coul. dans le texte. **18 fr.**

Maladies du foie et des voies biliaires, par A. CHAUFFARD, professeur agrégé, médecin des hôpitaux. — **Maladies du rein et des capsules surrénales,** par A. BRAULT, médecin des hôpitaux. — **Pathologie des organes hématopoïétiques et des glandes vasculaires sanguines,** par G.-H. ROGER, professeur agrégé, médecin de l'hôpital de la Porte-d'Aubervilliers.

TOME VI

1 vol. grand in-8° de 612 pages avec figures dans le texte.   **14 fr.**

Maladies du nez et du larynx, par A. RUAULT. — **Asthme**, par E. BRISSAUD, professeur à la Faculté de médecine de Paris, médecin de l'hôpital Saint-Antoine. — **Coqueluche**, par P. LE GENDRE, médecin des hôpitaux. — **Maladies des bronches**, par A.-B. MARFAN, professeur agrégé à la Faculté de médecine de Paris, médecin des hôpitaux. — **Troubles de la circulation pulmonare**, par A.-B. MARFAN. — **Maladies aiguës du poumon**, par NETTER, professeur agrégé à la Faculté de médecine de Paris, médecin des hôpitaux.

TOME VII

1 vol. grand in-8° de 550 pages avec figures dans le texte.   **14 fr.**

Maladies chroniques du poumon, par A.-B MARFAN, professeur agrégé à la Faculté de médecine de Paris, médecin des hôpitaux. — **Phtisie pulmonaire**, par A.-B. MARFAN. — **Maladies de la plèvre**, par NETTER, professeur agrégé à la Faculté de médecine de Paris, médecin des hôpitaux. — **Maladies du médiastin**, par A.-B. MARFAN.

TOME VIII

1 vol. grand in-8° de 580 pages avec figures dans le texte.   **14 fr.**

Maladies du cœur, par ANDRÉ PETIT, médecin des hôpitaux. — **Maladies des vaisseaux sanguins**, par W. ŒTTINGER, médecin des hôpitaux.

Traité de Physiologie

PAR

J.-P. MORAT
Professeur à l'Université de Lyon.

Maurice DOYON
Professeur agrégé
à la Faculté de médecine de Lyon

5 vol. gr. in-8° avec fig. en noir et en couleurs. En souscription.   **55 fr.**

I. — **Fonctions d'innervation**, par J.-P. MORAT. 1 vol. gr. in-8°, avec 263 figures noires et en couleurs. . . . . **15 fr.**

II. — **Fonctions de nutrition :** Circulation, par M. DOYON; Calorification, par P. MORAT. 1 vol. gr. in-8° avec 173 figures en noir et en couleurs. **12 fr.**

III. — **Fonctions de nutrition** (*suite et fin*) : Respiration, excrétion, par J.-P. MORAT; Digestion, Absorption, par M. DOYON. 1 vol. gr. in-8°, avec 167 figures en noir et en couleurs. **12 fr.**

Traité des
Maladies de l'Enfance

PUBLIÉ SOUS LA DIRECTION DE MM.

J. GRANCHER
Professeur à la Faculté de médecine de Paris,
Membre de l'Académie de médecine, médecin de l'hôpital des Enfants-Malades.

J. COMBY
Médecin des hôpitaux.

A.-B. MARFAN
Agrégé, Médecin des hôpitaux.

5 vol. grand in-8° avec figures dans le texte. .   **90 fr.**

CHAQUE VOLUME EST VENDU SÉPARÉMENT

...raité de Pathologie générale

Publié par Ch. BOUCHARD
Membre de l'Institut, Professeur à la Faculté de Médecine de Paris.

SECRÉTAIRE DE LA RÉDACTION : **G.-H. ROGER**
Professeur agrégé à la Faculté de médecine de Paris, Médecin des hôpitaux.

COLLABORATEURS :

MM. ARNOZAN, D'ARSONVAL, BENNI, R. BLANCHARD, BOULAY, BOURCY, BRUN, CADIOT, CHABRIÉ, CHANTEMESSE, CHARRIN, CHAUFFARD, COURMONT, DEJERINE, PIERRE DELBET, DEVIC, DUCAMP, MATHIAS DUVAL, FÉRÉ, FRÉMY, GAUCHER, GILBERT, GLEY, GUIGNARD, LOUIS GUINON, J.-F. GUYON, HALLÉ, HÉNOCQUE, HUGOUNENQ, LAMBLING, LANDOUZY, LAVERAN, LEBRETON, LE GENDRE, LEJARS, LE NOIR, LERMOYEZ, LETULLE, LUBET-BARBON, MARFAN, MAYOR, MÉNÉTRIER, NETTER, PIERRET, G.-H. ROGER, GABRIEL ROUX, RUFFER, RAYMOND, TRIPIER, VUILLEMIN, FERNAND WIDAL.

6 volumes, en souscription jusqu'à la publication du tome VI. 120 fr.

TOME I
1 vol. grand in-8° de 1018 pages avec figures dans le texte : **18 fr.**

Introduction à l'étude de la pathologie générale. — Pathologie comparée de l'homme et des animaux. — Considérations générales sur les maladies des végétaux. — Pathologie générale de l'embryon. Tératogénie. — L'hérédité et la pathologie générale. — Prédisposition et immunité. — La fatigue et le surmenage. — Les Agents mécaniques. — Les Agents physiques. Chaleur. Froid. Lumière. Pression atmosphérique. Son. — Les Agents physiques. L'énergie électrique et la matière vivante. — Les Agents chimiques : les caustiques. — Les intoxications.

TOME II
1 vol. grand in-8° de 940 pages avec figures dans le texte : **18 fr.**

L'infection. — Notions générales de morphologie bactériologique. — Notions de chimie bactériologique. — Les microbes pathogènes. — Le sol, l'eau et l'air, agents des maladies infectieuses. — Des maladies épidémiques. — Sur les parasites des tumeurs épithéliales malignes. — Les parasites.

TOME III
1 vol. in-8° de 1400 pages, avec figures dans le texte, publié en deux fascicules : **28 fr.**

Fasc. I. — Notions générales sur la nutrition à l'état normal. — Les troubles préalables de la nutrition. — Les réactions nerveuses. — Les processus pathogéniques de deuxième ordre.

Fasc. II. — Considérations préliminaires sur la physiologie et l'anatomie pathologiques. — De la fièvre. — L'hypothermie. — Mécanisme physiologique des troubles vasculaires. — Les désordres de la circulation dans les maladies. — Thrombose et embolie. — De l'inflammation — Anatomie pathologique générale des lésions inflammatoires. — Les altérations anatomiques non inflammatoires. — Les tumeurs.

TOME IV
1 vol. in-8° de 719 pages avec figures dans le texte : **16 fr.**

Évolution des maladies. — Sémiologie du sang. — Spectroscopie du sang. Sémiologie. — Sémiologie du cœur et des vaisseaux. — Sémiologie du nez et du pharynx nasal. — Sémiologie du larynx. — Sémiologie des voies respiratoires. — Sémiologie générale du tube digestif.

TOME V
1 fort vol. in-8° de 1180 pages avec nombr. figures dans le texte : **28 fr.**

Sémiologie du foie. — Pancréas. — Analyse chimique des urines. — Analyse microscopique des urines (Histo-bactériologique). — Le rein, l'urine et l'organisme. — Sémiologie des organes génitaux. — Sémiologie du système nerveux.

TOME VI

1 vol. grand in-8° avec figures dans le texte (sous presse)

Les troubles de l'intelligence. — Sémiologie de la peau. — Sémiologie de l'appareil visuel. — Sémiologie de l'appareil auditif. — Considérations générales sur le diagnostic et le pronostic. — Diagnostic des maladies infectieuses par les méthodes de laboratoire. — Cyto-diagnostic des épanchements séro-fibrineux. — Ponction lombaire. — Applications cliniques de la cryoscopie. — De l'élimination provoquée comme méthode du diagnostic. — Les rayons de Rœntgen et leurs applications médicales. — Thérapeutique générale. — Hygiène.

Traité de Physique Biologique

publié sous la direction de MM.

D'ARSONVAL	**CHAUVEAU**
Professeur au Collège de France	Profes. au Muséum d'histoire naturelle
Membre de l'Institut et de l'Académie	Membre de l'Institut
de médecine.	et de l'Académie de médecine.
GARIEL	**MAREY**
Ingénieur en chef des Ponts et Chaussées	Professeur au Collège de France
Prof. à la Faculté de médecine de Paris	Membre de l'Institut
Membre de l'Académie de médecine.	et de l'Académie de médecine.

Secrétaire de la rédaction : **M. WEISS**
Ingénieur des Ponts et Chaussées
Professeur agrégé à la Faculté de médecine de Paris

3 vol. in-8°. En souscription . . . . **60 fr.**

TOME PREMIER. 1 fort vol. in-8°, avec 591 figures dans le texte. . **25 fr.**

Sous Presse : Tome II

L'ŒUVRE MÉDICO-CHIRURGICAL

Dr CRITZMAN, directeur

Suite de Monographies cliniques

SUR LES QUESTIONS NOUVELLES

en Médecine, en Chirurgie et en Biologie

Chaque monographie est vendue séparément . . . . . . **1 fr. 25**

Il est accepté des abonnements pour une série de 10 Monographies au prix payable d'avance de **10 fr.** pour la France et **12 fr.** pour l'étranger (port compris).

DERNIÈRES MONOGRAPHIES PUBLIÉES

N° 27. **Traitements modernes de l'Hypertrophie de la Prostate,** par le Dr E. Desnos, ancien interne des hôpitaux.

N° 28. **La Gastro-entérostomie,** par MM. Roux et Bourget, professeurs de l'Université à Lausanne.

N° 29. **Les Ponctions rachidiennes accidentelles** *et les complications des plaies pénétrantes du rachis par armes blanches sans lésions de la moelle,* par le Dr E. Mathieu, médecin inspecteur de l'armée, ancien directeur et professeur au Val-de-Grâce.

N° 30. **Le Ganglion Lymphatique,** par Henri Dominici.

Traité
de
Technique opératoire

PAR

CH. MONOD
Professeur agrégé à la Faculté
de médecine de Paris
Chirurgien de l'Hôpital Saint-Antoine
Membre de l'Académie de médecine

J. VANVERTS
Ancien interne lauréat des Hôpitaux
de Paris
Chef de clinique à la Faculté
de médecine de Lille

2 forts vol. gr. in-8°, avec très nombreuses figures dans le texte.
En souscription. . **35** fr.

Les Difformités acquises
de l'Appareil locomoteur

PENDANT L'ENFANCE ET L'ADOLESCENCE

Par le Dr **E. KIRMISSON**
Professeur de Clinique chirurgicale infantile à la Faculté de médecine
Chirurgien de l'hôpital Trousseau

1 vol. in-8° avec 430 figures dans le texte. . . . **15** fr.

Ce volume fait suite au **Traité des Maladies chirurgicales d'origine
congénitale** (312 figures et 2 planches en couleurs). *Publié en 1898* . . **15** fr.
Ces deux ouvrages constituent un véritable traité de Chirurgie orthopédique.

Traité d'Hygiène
Par **A. PROUST**
Professeur d'Hygiène à la Faculté de Paris, Membre de l'Académie de médecine
Inspecteur général des Services sanitaires.

Troisième édition revue et considérablement augmentée

AVEC LA COLLABORATION DE

A. NETTER
Agrégé
Médecin de l'hôpital Trousseau

et

H. BOURGES
Chef du laboratoire d'hygiène
à la Faculté de médecine

Ouvrage couronné par l'Institut et la Faculté de médecine

1 vol. in-8°, avec fig. et cartes pub. en 2 fasc. En souscription.. **18** fr.

Traité de Chirurgie d'urgence
Par Félix **LEJARS**
Professeur agrégé, Chirurgien de l'hôpital Tenon.

TROISIÈME ÉDITION, REVUE ET AUGMENTÉE
1 vol. gr. in-8° de 1005 pages, avec 751 fig. dont 354 dessinées d'après
nature, par le Dr DALEINE, et 172 photogr. origin. Relié toile. **25** fr.

Manuel de Pathologie externe, par MM. RECLUS, KIR-
MISSON, PEYROT, BOUILLY, professeurs agrégés à la Faculté de
médecine de Paris, chirurgiens des hôpitaux. **Édition complète**
illustrée de 720 figures. 4 volumes in-8º. . . . . **40** fr.
Chaque volume est vendu séparément. . . . . **10** fr.

Manuel pratique du Traitement de la Diphtérie
(**Sérothérapie, Tubage, Trachéotomie**), par M. DEGUY, chef
du laboratoire de la Faculté à l'hôpital des Enfants, et Benjamin
WEILL, moniteur de tubage et de trachéotomie à l'hôpital des
Enfants-Malades. Introduction par **A.-B. MARFAN**, professeur agrégé,
médecin de l'hôpital des Enfants-Malades. 1 vol. in-8º broché, avec
figures et photographies dans le texte . . . . **6** fr.

Les Maladies infectieuses, par G.-H. ROGER, professeur
agrégé, médecin de l'hôpital de la Porte-d'Aubervilliers. 1 vol. in-8º
de 1520 pages publié en 2 fascicules avec figures . . . . . **28** fr.

Précis d'Histologie, par Mathias DUVAL, professeur à la
Faculté de médecine de Paris, membre de l'Académie de médecine.
Deuxième édition, revue et augmentée, illustrée de 427 figures dans
le texte. 1 vol. gr. in-8º de 1020 pages . . . . **18** fr.

Traité élémentaire de Clinique thérapeutique,
par le Dʳ Gaston LYON, ancien chef de clinique médicale à la
Faculté de médecine de Paris. *Quatrième édition revue et augmentée.*
1 fort volume in-8º de 1540 pages, cartonné toile. . . . . . **25** fr.

Les Maladies du cuir chevelu. — I. Maladies sébor-
rhéiques : **Séborrhée, Acnés, Calvitie,** par le Dʳ R. SA-
BOURAUD, chef du laboratoire de la Ville de Paris à l'hôpital Saint-
Louis, membre de la Société de Dermatologie. 1 volume in-8º, avec
91 figures dans le texte dont 40 aquarelles en couleurs . . **10** fr.

Nouveaux procédés d'Exploration. *Leçons de Pathologie générale*, professées à la Faculté de médecine par Ch. ACHARD,
agrégé, médecin de l'hôpital Tenon, recueillies et rédigées par
MM. P. SAINTON et LŒPER. 1 vol. in-8º, avec figures en noir et
en couleurs . . . . **8** fr.

Les Tics et leur traitement, par Henry MEIGE et E. FEIN-
DEL. Préface de M. le Professeur BRISSAUD. 1 vol. in-8º de
640 pages . . . . **6** fr.

Bibliothèque Diamant

des Sciences médicales et biologiques

Cette collection est publiée dans le format in-16 raisin, avec nombreuses figures dans le texte, cartonnage à l'anglaise, tranches rouges.

Sous presse

Manuel de Bactériologie médicale, par le Dr BERLIOZ, professeur à l'École de médecine de Grenoble. 1 vol.

Derniers volumes publiés dans la Collection

Manuel de Diagnostic médical et d'Exploration clinique, par P. SPILLMANN, professeur à la Faculté de médecine de Nancy, et P. HAUSHALTER, professeur agrégé. *Quatrième édition entièrement refondue.* 1 vol. avec 89 figures. . . . . **6 fr.**

Précis de Microbie. *Technique et microbes pathogènes,* par M. le Dr L.-H. THOINOT, professeur agrégé à la Faculté de médecine de Paris, et E.-J. MASSELIN, médecin-vétérinaire. Ouvrage couronné par la Faculté de médecine. *Quatrième édition entièrement refondue.* 1 volume, avec figures en noir et en couleurs. . . **8 fr.**

Éléments de Physiologie, par Maurice ARTHUS, chef de laboratoire à l'Institut Pasteur de Lille. 1 vol., avec figures. **8 fr.**

Manuel de Thérapeutique, par le Dr BERLIOZ, professeur à l'Ecole de médecine de Grenoble, avec préface du Professeur BOUCHARD. *Quatrième édition revue et augmentée.* 1 vol. . **6 fr.**

Manuel de Pathologie interne, par G. DIEULAFOY, professeur à la Faculté de médecine de Paris. *Treizième édition entièrement refondue et augmentée.* 4 vol. avec fig. en n. et en coul. **28 fr.**

Manuel d'Anatomie microscopique et d'Histologie, par M. P.-E. LAUNOIS, professeur agrégé à la Faculté de médecine. Préface de M. le Professeur Mathias DUVAL. *Deuxième édition entièrement refondue.* 1 volume avec 261 figures . . . . **8 fr.**

Éléments de Chimie physiologique, par Maurice ARTHUS, professeur à l'Université de Fribourg (Suisse). *Quatrième édition revue et corrigée.* 1 volume, avec figures . . . . . . **5 fr.**

Précis de Bactériologie clinique, par le Dr R. WURTZ, professeur agrégé à la Faculté de médecine de Paris. *Deuxième édition revue et augmentée.* 1 volume, avec tableaux et figures. **6 fr.**

Précis d'Anatomie pathologique, par M. L. BARD, professeur à la Faculté de médecine de Lyon. *Deuxième édition revue et augmentée.* 1 volume, avec 125 figures . . . . **7 fr. 50**

Bibliothèque
d'Hygiène thérapeutique

DIRIGÉE PAR

Le Professeur PROUST

Membre de l'Académie de médecine, Médecin de l'Hôtel-Dieu,
Inspecteur général des Services sanitaires.

*Chaque ouvrage forme un volume in-16, cartonné toile, tranches rouges,
et est vendu séparément : **4** fr.*

Chacun des volumes de cette collection n'est consacré qu'à une seule maladie
ou à un seul groupe de maladies. Grâce à leur format, ils sont d'un maniement
commode. D'un autre côté, en accordant un volume spécial à chacun des grands
sujets d'hygiène thérapeutique, il a été facile de donner à leur développement
toute l'étendue nécessaire.

VOLUMES PARUS

L'Hygiène du Goutteux, par le professeur PROUST et A. MATHIEU, médecin
de l'hôpital Andral.

L'Hygiène de l'Obèse, par le professeur PROUST et A. MATHIEU, médecin de
l'hôpital Andral.

L'Hygiène des Asthmatiques, par E. BRISSAUD, professeur agrégé, médecin de l'hôpital Saint-Antoine.

L'Hygiène du Syphilitique, par H. BOURGES, préparateur au laboratoire
d'hygiène de la Faculté de médecine.

Hygiène et thérapeutique thermales, par G. DELFAU, ancien interne des
hôpitaux de Paris.

Les Cures thermales, par G. DELFAU, ancien interne des hôpitaux de Paris.

L'Hygiène du Neurasthénique, par le professeur PROUST et G. BALLET,
professeur agrégé, médecin des hôpitaux de Paris. (*Deuxième édition.*)

L'Hygiène des Albuminuriques, par le Dr SPRINGER, ancien interne des
hôpitaux de Paris, chef de laboratoire de la Faculté de médecine à la Clinique
médicale de l'hôpital de la Charité.

L'Hygiène du Tuberculeux, par le Dr CHUQUET, ancien interne des hôpitaux
de Paris, avec une introduction du Dr DAREMBERG, membre correspondant de
l'Académie de médecine.

Hygiène et thérapeutique des maladies de la Bouche, par le Dr CRUET,
dentiste des hôpitaux de Paris, avec une préface de M. le professeur LANNE
LONGUE, membre de l'Institut.

Hygiène des maladies du Cœur, par le Dr VAQUEZ, professeur agrégé
à la Faculté de médecine de Paris, médecin des hôpitaux, avec une préface du
professeur POTAIN.

Hygiène du Diabétique, par A. PROUST et A. MATHIEU.

L'Hygiène du Dyspeptique, par le Dr LINOSSIER, professeur agrégé à la
Faculté de médecine de Lyon, membre correspondant de l'Académie de médecine, médecin à Vichy.

Sous presse :

Hygiène du Larynx, du Nez et des Oreilles, par M. le Dr LUBET
BARBON.

Traité

DE

Chimie industrielle

Par R. WAGNER et F. FISCHER

QUATRIÈME ÉDITION FRANÇAISE ENTIÈREMENT REFONDUE
Rédigée d'après la quinzième édition allemande
par le Dr **L. GAUTIER**

2 vol. grand in-8° avec de nombreuses figures dans le texte
En souscription. . . . . . . **30 fr.**
A l'apparition du Tome II, le prix de l'ouvrage sera porté à **35 francs.**

Dans cette quatrième édition, l'ouvrage a subi un remaniement si complet et si profond qu'on peut le considérer comme un livre nouveau, absolument au niveau des progrès de la science et répondant de la manière la plus complète aux besoins de l'industrie chimique actuelle. Tous les perfectionnements de la chimie technologique y sont exposés avec tous les développements qu'ils comportent et afin de rendre encore plus facile l'intelligence du texte, de nombreuses figures nouvelles ont été introduites.

Ainsi refondue et mise au courant, nous espérons que la nouvelle édition française de la *Chimie industrielle* recevra de la part du public un accueil aussi favorable que celui qui a été fait aux éditions précédentes.

Le Constructeur, principes, formules, tracés, tables et renseignements pour l'établissement des *projets de machines* à l'usage des ingénieurs, constructeurs, architectes, mécaniciens, etc., par **F. Reuleaux.** *Troisième édition française*, par **A. Debize,** ingénieur des manufactures de l'Etat. 1 volume in-8° avec 184 figures. . . . . **30 fr.**

Traité d'analyse chimique qualitative, par **R. Frésenius.** Traité des opérations chimiques, des réactifs et de leur action sur les corps les plus répandus, essais au chalumeau, analyse des eaux potables, des eaux minérales, du sol, des engrais, etc. Recherches chimico-légales, analyse spectrale. *Dixième édition française* d'après la 16° édition allemande, par **L. Gautier.** 1 vol. in-8° avec grav. et un tableau chromolithographique . . . . . . **7 fr.**

Traité d'analyse chimique quantitative, par **R. Frésenius.** Traité du dosage et de la séparation des corps simples et composés les plus usités en pharmacie, dans les arts et en agriculture, analyse par les liqueurs titrées, analyse des eaux minérales, des cendres végétales, des sols, des engrais, des minerais métalliques, des fontes, dosage des sucres, alcalimétrie, chlorométrie, etc. *Septième édition française*, traduite sur la 6° édition allemande, par **L. Gautier.** 1 vol. in-8° avec 251 grav. dans le texte . . **16 fr.**

Traité d'Analyse chimique quantitative par Electrolyse, par **J. RIBAN**, professeur Chargé du cours d'Analyse chimique et maître de Conférences à la Faculté des Sciences de l'Université de Paris. 1 volume grand in-8°, avec 96 figures dans le texte . . . . **9 fr.**

Manuel pratique de l'Analyse des Alcools et des Spiritueux, par **Charles GIRARD**, directeur du Laboratoire municipal de la Ville de Paris, et **Lucien CUNIASSE**, chimiste-expert de la Ville de Paris. 1 volume in-8° avec figures et tableaux dans le texte. Relié toile . . . . **7 fr.**

Chimie Végétale et Agricole (*Station de Chimie végétale de Meudon, 1883-1889*), par **M. BERTHELOT**, sénateur, secrétaire perpétuel de l'Académie des Sciences, professeur au Collège de France. 4 volumes in-8° avec figures dans le texte . . . **36 fr.**

Précis de Chimie analytique, *Analyse qualitative, Analyse quantitative par liqueurs titrées, Analyse des gaz, Analyse organique élémentaire, Analyses et Dosages relatifs à la Chimie agricole, Analyse des vins, Essais des principaux minerais*, par **J.-A. MULLER**, docteur ès sciences, professeur à l'Ecole supérieure des Sciences d'Alger. 1 volume in-12, broché. . . . . **3 fr.**

Précis de
Géographie économique

PAR MM.

<table>
<tr><td>MARCEL DUBOIS
Professeur de Géographie coloniale
à la Faculté des Lettres de Paris</td><td>J.-G. KERGOMARD
Professeur agrégé d'Histoire
et Géographie au Lycée de Nantes</td></tr>
</table>

DEUXIÈME ÉDITION
entièrement refondue et mise au courant des dernières statistiques

AVEC LA COLLABORATION DE

M. Louis LAFFITTE
Professeur à l'École de Commerce de Nantes

1 vol. in-8° . . . . **8 fr.**

On vend séparément :

La France, l'Europe. 1 vol. . . . . **6 fr.**
L'Asie, l'Océanie, l'Afrique et les Colonies. 1 vol. . . . . **4 fr.**

Cette œuvre fera époque dans l'enseignement de la Géographie. Elle est la seule, à notre connaissance, en dehors des travaux suscités par la Société de Géographie commerciale, qui traite d'une façon principale cette branche de la géographie.   (*Bulletin de la Chambre de Commerce de Paris.*)

OUVRAGES DE M. A. DE LAPPARENT
Membre de l'Institut, professeur à l'École libre des Hautes-Études.

TRAITÉ DE GÉOLOGIE

QUATRIÈME ÉDITION ENTIÈREMENT REFONDUE ET CONSIDÉRABLEMENT AUGMENTÉE

3 vol. grand in-8°, avec nomb. fig. cartes et croquis . . **35 fr.**

Abrégé de géologie. *Quatrième édition, entièrement refondue.* 1 vol. in-16 de VIII-299 pages avec 141 gravures et une carte géologique de la France en chromolithographie, cartonné toile . . . . . **3 fr.**

Notions générales sur l'écorce terrestre. 1 vol. in-16 de 156 pages avec 33 figures, broché. **1 fr. 20**

La géologie en chemin de fer. Description géologique du Bassin parisien et des régions adjacentes. 1 vol. in-18 de 608 pages, avec 3 cartes chromolithographiées, cartonné toile. . . . . **7 fr. 50**

Cours de minéralogie. *Troisième édition, revue et augmentée.* 1 vol. grand in-8° de XX-703 pages avec 619 gravures dans le texte et une planche chromolithographiée. . . . . **15 fr.**

Précis de minéralogie. *Troisième édition, revue et augmentée.* 1 vol. in-16 de XII-398 pages avec 235 gravures dans le texte et une planche chromolithographiée, cartonné toile. . . . . **5 fr.**

Leçons de géographie physique. *Deuxième édition, revue et augmentée.* 1 vol. grand in-8° de XVI-718 pages avec 162 figures dans le texte et une planche en couleurs. . . . . **12 fr.**

Le siècle du Fer. 1 vol. in-18 de 360 pages, broché . . . . . **2 fr. 50**

Guides du Touriste, du Naturaliste et de l'Archéologue
publiés sous la direction de M. Marcellin BOULE

Pour paraître en mai 1903 : LA SAVOIE

VOLUMES PUBLIÉS

Le Cantal, par M. BOULE, docteur ès sciences, et L. FARGES, archiviste-paléographe. 1 vol. avec 85 fig. et 2 cartes en coul.

La Lozère, par E. CORD, ingénieur-agronome, G. CORD, docteur en droit, avec la collaboration de M. A. VIRÉ, docteur ès sciences. 1 vol. in-16 avec 87 fig. et 4 cartes en coul.

Le Puy-de-Dôme et Vichy, par M. BOULE, docteur ès sciences, Ph. GLANGEAUD, maître de conférences à l'Université de Clermont, G. ROUCHON, archiviste du Puy-de-Dôme, A. VERNIÈRE, ancien président de l'Académie de Clermont. 1 vol. avec 109 figures et 3 cartes en coul.

La Haute-Savoie, par MARC LE ROUX, conservateur du Musée d'Annecy. 1 vol. avec 105 fig. et 3 cartes en couleurs.

Chaque volume in-16, relié toile anglaise . . . . **4 fr. 50**

LA GÉOGRAPHIE

BULLETIN

DE LA

Société de Géographie

PUBLIÉ TOUS LES MOIS PAR

LE BARON HULOT, Secrétaire général de la Société

ET

M. CHARLES RABOT, Secrétaire de la Rédaction

ABONNEMENT ANNUEL : PARIS : **24** fr. — DÉPARTEMENTS : **26** fr. ÉTRANGER : **28** fr. — Prix du numéro : **2** fr. **50**

Chaque numéro, du format grand in-8°, composé de 80 pages et accompagné de cartes et de gravures nombreuses, comprend des mémoires, une chronique, une bibliographie et le compte rendu des séances de la Société de Géographie. Cette publication n'est pas seulement un recueil de récits de voyages pittoresques, mais d'observations et de renseignements scientifiques.

La chronique, rédigée par des spécialistes pour chaque partie du monde, constitue un résumé complet du *mouvement géographique* pour chaque mois.

La Nature

REVUE ILLUSTRÉE

des sciences et de leurs applications aux arts et à l'industrie

DIRECTEUR : **Henri de PARVILLE**

Abonnement annuel : Paris : **20** fr. — Départements : **25** fr. — Union postale : **26** fr.

Abonnement de six mois : Paris : **10** fr. — Départements : **12** fr. **50**. — Union postale : **13** fr.

Fondée en 1873 par GASTON TISSANDIER, la *Nature* est aujourd'hui le plus important des journaux de vulgarisation scientifique par le nombre de ses abonnés, par la valeur de sa rédaction et par la sûreté de ses informations. Elle doit ce succès à la façon dont elle présente la science à ses lecteurs en lui ôtant son côté aride tout en lui laissant son côté exact, à ce qu'elle intéresse les savants et les érudits aussi bien que les jeunes gens et les personnes peu familiarisées avec les ouvrages techniques; à ce qu'elle ne laisse, enfin, rien échapper de ce qui se fait ou se dit de neuf dans le domaine des découvertes qui modifient sans cesse les conditions de notre vie.

Paris. — L. MARETHEUX, imprimeur, 1, rue Cassette. — 2840.